Frank Scheinichen Oliver Rickes

Lernkarten Rettungsdienst
Anatomie und Physiologie

2. Auflage

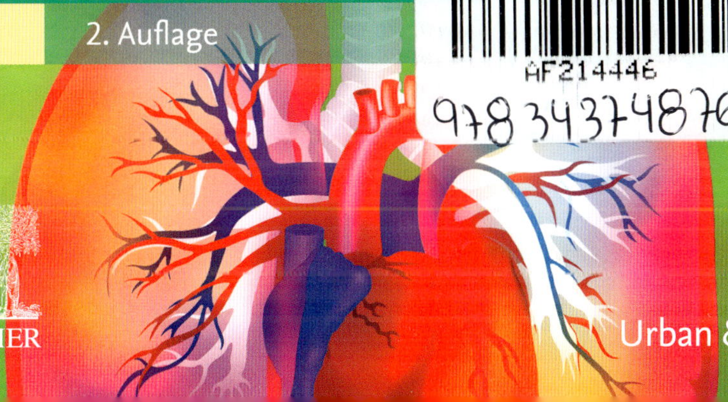

ELSEVIER
Urban & Fischer

Elsevier GmbH, Bernhard-Wicki-Str. 5, 80636 München, Deutschland
Wir freuen uns über Ihr Feedback und Ihre Anregungen an kundendienst@elsevier.com

ISBN 978-3-437-48761-3

Wichtiger Hinweis
Die medizinischen Wissenschaften unterliegen einem sehr schnellen Wissenszuwachs. Der stetige Wandel von Methoden, Wirkstoffen und Erkenntnissen ist allen an diesem Werk Beteiligten bewusst. Sowohl der Verlag als auch die Autorinnen und Autoren und alle, die an der Entstehung dieses Werkes beteiligt waren, haben große Sorgfalt darauf verwandt, dass die Angaben zu Methoden, Anweisungen, Produkten, Anwendungen oder Konzepten dem aktuellen Wissensstand zum Zeitpunkt der Fertigstellung des Werkes entsprechen.
Der Verlag kann jedoch keine Gewähr für Angaben zu Dosierung und Applikationsformen übernehmen. Es sollte stets eine unabhängige und sorgfältige Überprüfung von Diagnosen und Arzneimitteldosierungen sowie möglicher Kontraindikationen erfolgen. Jede Dosierung oder Applikation liegt in der Verantwortung der Anwenderin oder des Anwenders. Die Elsevier GmbH, die Autorinnen und Autoren und alle, die an der Entstehung des Werkes mitgewirkt haben, können keinerlei Haftung in Bezug auf jegliche Verletzung und/oder Schäden an Personen oder Eigentum, im Rahmen von Produkthaftung, Fahrlässigkeit oder anderweitig übernehmen.

Für die Vollständigkeit und Auswahl der aufgeführten Medikamente übernimmt der Verlag keine Gewähr.
Geschützte Warennamen (Warenzeichen) werden in der Regel besonders kenntlich gemacht (®). Aus dem Fehlen eines solchen Hinweises kann jedoch nicht automatisch geschlossen werden, dass es sich um einen freien Warennamen handelt.

Bibliografische Information der Deutschen Nationalbibliothek
Die Deutsche Nationalbibliothek verzeichnet diese Publikation in der Deutschen Nationalbibliografie; detaillierte bibliografische Daten sind im Internet über https://www.dnb.de abrufbar.

24 25 26 27 5 4 3 2

In ihren Veröffentlichungen verfolgt die Elsevier GmbH das Ziel, genderneutrale Formulierungen für Personengruppen zu verwenden. Um jedoch den Textfluss nicht zu stören sowie die gestalterische Freiheit nicht einzuschränken, wurden bisweilen Kompromisse eingegangen. Selbstverständlich sind **immer alle Geschlechter** gemeint.

Planung: Katharina Frank
Projektmanagement: Martina Gärtner
Redaktion: Dr. Nikola Schmidt, Berlin
Satz: Thomson Digital, Noida/Indien
Druck und Bindung: Drukarnia Dimograf Sp. z o. o., Bielsko-Biała/Polen
Umschlaggestaltung: SpieszDesign, Neu-Ulm
Titelgrafik: colourbox.com

Aktuelle Informationen finden Sie im Internet unter **www.elsevier.de**

Benutzerhinweise

Kartenthema

Kapitelüberschrift

Daumenregister

Kartennummer

68

?

Frageseite der Lernkarten (! auf der Rückseite = Antwortseite)

7 Haut

7.1 Aufbau der Haut

Der Aufbau der Haut ist dreischichtig. In diesen drei Schichten befinden sich spezifische Strukturen.

Beschriften Sie → Abb. 7.1.

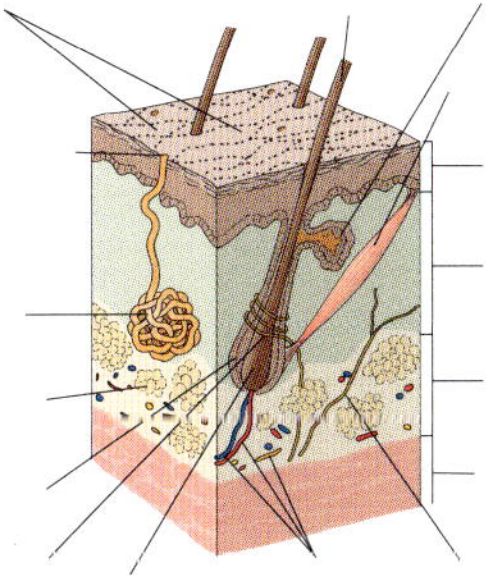

Abb. 7.1 Haut [L190]

Kartenzahl pro Kapitel

1/6

Vorwort

Die Ausbildung im Rettungsdienst ist vielfältig und umfasst viele Themenbereiche. Eine wichtige Grundlage ist das Verständnis von Anatomie und Physiologie. Mit den vorliegenden Frage-Antwort-Lernkarten wird das Erlernen dieses im Rettungsdienst wichtigen Basiswissens für Auszubildende des Rettungsdienstes viel einfacher gestaltet.

Die Inhalte und Fragen der Lernkarten orientieren sich eng an den großen Lehrbüchern für die Rettungsdienstausbildung, vor allem an „Rettungsdienst heute“ und „Mensch Körper Krankheit“. Zudem findet sich bei vielen Inhalten ein Bezug zur täglichen Einsatzpraxis wieder. Sämtliche Inhalte sind prüfungsrelevant und eignen sich so optimal für das mündliche und schriftliche Examen.

Auf der Vorderseite finden Sie eine Frage, teils mit Antwortmöglichkeiten, einen Lückentext oder eine Grafik ohne Beschriftung. Auf der Rückseite finden Sie die Antwort bzw. die beschriftete Grafik, wobei die wichtigsten Fachbegriffe fett hervorgehoben sind. Dies hilft nicht nur bei einer effektiven Prüfungsvorbereitung, sondern ist auch bestens zur Wiederholung geeignet.

Wir bedanken uns bei Katharina Frank und Martina Gärtner vom Elsevier-Verlag für die hervorragende Betreuung dieses Projektes. Ein weiterer Dank gilt Frau Dr. Nikola Schmidt für die redaktionelle Überarbeitung.

Zu guter Letzt ein Dankeschön an Stud. med. Nina Schnackenberg für ihre kreative Mitarbeit am Kapitel 2.

Wir wünschen Ihnen bei der Prüfungsvorbereitung und generell beim Lernen viel Erfolg!

Frank Scheinichen und Oliver Rickes

Oktober 2022

Inhaltsverzeichnis

Abbildungsnachweis

Der Verweis auf die jeweilige Abbildungsquelle befindet sich bei allen Abbildungen im Werk am Ende des Legendentextes in eckigen Klammern. Alle nicht gekennzeichneten Abbildungen sind © Elsevier GmbH.

F210-010	Teasdale, G./Jennett, B.: ASSESSMENT OF COMA AND IMPAIRED CONSCIOUSNESS - A Practical Scale. In: The Lancet. Volume 304, Issue 7872, Pages 81-84. Elsevier, July 1974.
J747	Thomas Engbert, Design & Kommunikation, Kronsgaard
L106	Henriette Rintelen, Velbert
L126	Dr. med. Katja Dalkowski, Erlangen
L157	Susanne Adler, Lübeck
L190	Gerda Raichle, Ulm
L231	Stefan Dangl, München
S701-L126	Katja Dalkowski, Erlangen in Hombach-Klonisch S., Klonisch T, Peeler J (2019). Sobotta Clinical Atlas of Human Anatomy, 1st Edition. München, Germany: Elsevier Urban & Fischer.
T873	Prof. Dr. Martin Trepel

Fehler gefunden?

An unsere Inhalte haben wir sehr hohe Ansprüche. Trotz aller Sorgfalt kann es jedoch passieren, dass sich ein Fehler einschleicht oder fachlich-inhaltliche Aktualisierungen notwendig geworden sind.
Sobald ein relevanter Fehler entdeckt wird, stellen wir eine Korrektur zur Verfügung.

Mit diesem QR-Code gelingt der schnelle Zugriff.
https://else4.de/978-3-437-48761-3
Wir sind dankbar für jeden Hinweis, der uns hilft, dieses Werk zu verbessern. Bitte richten Sie Ihre Anregungen, Lob und Kritik an folgende E-Mail-Adresse: kundendienst@elsevier.com

1 Organisation des menschlichen Körpers

1.1 Hauptachsen des Körpers

Zur eindeutigen Lagebestimmung im menschlichen Körper sind einige einheitliche Festlegungen notwendig.

Wie verlaufen die drei Hauptachsen des menschlichen Körpers?

1.1 Hauptachsen des Körpers

Die **drei Hauptachsen** sind:

- Longitudinalachse: ist die Längsachse und verläuft von Kopf bis zum Steiß.
- Horizontalachse: ist die Querachse und verläuft von links nach rechts.
- Sagittalachse: steht senkrecht auf der Längs- und Horizontalachse und verläuft von vorne bis hinten.

1 Organisation des menschlichen Körpers

1.2 Lage- und Richtungsbezeichnungen 1

Wie heißen die Richtungsbezeichnungen der Longitudinalachse übersetzt?

- superior =
- inferior =
- kranial =
- kaudal =
- proximal =
- distal =

1.2 Lage- und Richtungsbezeichnungen 1

Die Übersetzungen lauten:

- superior = oben, nach oben
- inferior = unten, nach unten
- kranial = kopfwärts
- kaudal = steißwärts
- proximal = körpernah (an den Extremitäten)
- distal = körperfern (an den Extremitäten)

Beispiele:

- Vena cava superior = obere Hohlvene
- an der proximalen Tibia = im oberen Bereich des Schienenbeins

1 Organisation des menschlichen Körpers

1.3 Lage- und Richtungsbezeichnungen 2

Wie heißen die Fachbezeichnungen für nachfolgende Richtungsbezeichnungen?

- rechts =
- links =
- Richtung Rücken, rückenwärts =
- Richtung Bauch, bauchwärts =
- zur Seite, seitwärts =
- zur Mitte, mittenwärts =

1.3 Lage- und Richtungsbezeichnungen 2

Die Fachbezeichnungen lauten:

- rechts = dexter
- links = sinister
- Richtung Rücken, rückenwärts = dorsal
- Richtung Bauch, bauchwärts = ventral
- zur Seite, seitwärts = lateral
- zur Mitte, mittenwärts = medial

1 Organisation des menschlichen Körpers

1.4 Körperhöhlen

Wie heißen die drei Körperhöhlen des menschlichen Körpers? Nennen Sie jeweils wichtige Strukturen, die sich hierin befinden.

1.4 Körperhöhlen

Der menschliche Organismus besitzt drei **Körperhöhlen:**

- **Schädelhöhle:** Hier befindet sich das Gehirn.
- **Brusthöhle:** In der Brusthöhle befinden sich die beiden **Pleurahöhlen** mit der rechten und linken Lungenhälfte.
- **Bauch- und Beckenraum:** Dieser unterteilt sich in den **Intraperitonealraum** (z. B. Magen, Milz, Leber etc.), **Retroperitonealraum** (z. B. Nieren, Nebennieren etc.) und Becken (z. B. Blase, Mastdarm etc.).

1 Organisation des menschlichen Körpers

1.5 Temperaturregulation

Erklären Sie die Temperaturregulation des menschlichen Körpers.

Berücksichtigen Sie dabei die Begriffe „Wärmeproduktion“ und „Wärmeaufnahme“ sowie „Wärmeabgabe“.

1.5 Temperaturregulation

Grundsätzlich hat der Mensch eine konstante **Körperkerntemperatur.** Diese liegt bei ca. 37 °C. Die Temperatur der Körperschale unterliegt dagegen Schwankungen. Über den **Regelkreis** der Körpertemperatur wird sichergestellt, dass **Wärmeproduktion** und **Wärmeaufnahme** im Gleichgewicht zur **Wärmeabgabe** stehen.
Körperwärme entsteht durch unseren Stoffwechsel und Muskelaktivität. Ebenso spielt die Wärmeaufnahme etwa durch die Sonne eine Rolle. Die aufgenommene Wärme wird über das Blut in den Körperkern transportiert.
Die **Wärmeabgabe** erfolgt über verschiedene Mechanismen:

- Konvektion
- Konduktion
- Wärmestrahlung
- Verdunstung

1 Organisation des menschlichen Körpers

1.6 Erhöhte Körperkerntemperatur

Durch äußere Einflüsse kann die Wärmeregulation gestört sein. Die Folge ist die Erhöhung der Körperkerntemperatur.

Nennen Sie den Fachbegriff.

Ab welcher Körperkerntemperatur wird von diesem Zustand gesprochen? Beschreiben Sie auch die Folgen.

1.6 Erhöhte Körperkerntemperatur

Der Zustand der erhöhten Körperkerntemperatur wird als **Hyperthermie** bezeichnet und tritt bei Körperkerntemperaturen ab 39 °C auf.
Zur Hyperthermie kommt es bei erhöhten Außentemperaturen, häufig in Verbindung mit körperlicher Aktivität. Infolge der Erhöhung der Temperaturerhöhung kommt es zu einer Vasodilatation und **verstärktem Schwitzen,** was die Volumina der Flüssigkeitsräume im menschlichen Körper verschiebt. Die Flüssigkeitsmenge im **Extrazellulärbereich** sinkt mit der Folge einer **Dehydratation.**

1 Organisation des menschlichen Körpers

1.7 Hitzschlag

Ein Notfallbild der Hyperthermie ist der Hitzschlag.

Beschreiben Sie dessen Ursachen.

Warum kann er lebensbedrohlich werden?

1.7 Hitzschlag

Ein Hitzschlag resultiert aus einer **Hitzeerschöpfung,** bei der sich durch unzureichende Flüssigkeitszufuhr eine Exsikkose entwickelt. Wird dieser Zustand nicht behoben, staut sich die Wärme im Körper, durch z. B. unzureichende **Schweißbildung.** Die Körperkerntemperatur ist erhöht, es treten neurologische Symptome wie Schwindel und Kopfschmerzen auf. Der Körper versucht, über eine verstärkte **Hautdurchblutung** vermehrt Wärme abzugeben. Diese verstärkte Hautdurchblutung geht zu Lasten der Darmdurchblutung, hier kommt es zu einer Ischämie mit der Folge, dass die Darmwand durchlässiger wird und Toxine in die Blutbahn gelangen. Dies kann bis zu einer **Sepsis** und dem daraus resultierenden **Multiorganversagen** führen.

1 Organisation des menschlichen Körpers

1.8 Erniedrigte Körperkerntemperatur

Bei feuchter Kleidung oder kalter Luft kann es zu einer Hypothermie kommen.

Nennen Sie die drei Stadien der Hypothermie mit den jeweiligen Leitzeichen.

1.8 Erniedrigte Körperkerntemperatur

Die Hypothermie wird in drei Stadien eingeteilt, die durch die Körperkerntemperatur festgelegt sind (→ Tab. 1.1).

Stadium	Symptome
Leicht: < 35–32 °C	Muskelzittern, Tachykardie, Tachypnoe, Vasokonstriktion; im weiteren Verlauf: Beeinträchtigung des Urteilsvermögens, Apathie, Ataxie
Mittel: < 32–28 °C	Bewusstseinseintrübung, Bradykardie, weite Pupillen, Muskelzittern sistiert, Hyporeflexie, Hypotonie, Verwirrtheit
Schwer: < 28 °C	Bewusstlosigkeit, Herzrhythmusstörungen, Atemstillstand, Kreislaufstillstand

Tab. 1.1 Stadieneinteilung der Hypothermie

Mit dem im ersten Stadium auftretenden **Muskelzittern** versucht der Körper, Wärme zu erzeugen mit der Folge eines erhöhten **Energieverbrauchs.** Ist dieser Kompensationsversuch nicht ausreichend und werden keine wärmeerhaltenden Maßnahmen durchgeführt, sinkt die Körperkerntemperatur weiter und es kommt zu einer **mittleren oder schweren Hypothermie.**

1 Organisation des menschlichen Körpers

1.9 Gewebsschädigung

Bei Erkrankungen können Zell- und Gewebeschäden auftreten. Daraus können sich morphologische Veränderungen ergeben.

Erklären Sie folgende Begriffe.

- Nekrose
- Gangrän
- Ödem
- Erguss
- Fibrose

1.9 Gewebsschädigung

Als Folge eines Zell- oder Gewebeschadens können sich verschiedene Auswirkungen einstellen:

- **Nekrose:** ist der **Zelltod** z. B. durch Sauerstoffmangel, Strahlung, Giftstoffe und Infektion.
- **Gangrän:** Es handelt sich um schwärzlich verfärbe Nekrosen.
- **Ödem:** bezeichnet die erhöhte **Wasseransammlung** im Gewebe oder auch eine Flüssigkeitsansammlung in den Alveolen (Lungenödem). Ursache ist entweder ein verstärkter Flüssigkeitsaustritt aus den Blutgefäßen oder ein verminderter Abfluss.
- **Erguss:** Flüssigkeitsansammlung in **Körperhöhlen,** z. B. ein Pleuraerguss
- **Fibrose:** vermehrte Bildung von **Bindegewebe.** Häufige Folge ist eine Sklerose (Verhärtung).

1 Organisation des menschlichen Körpers

1.10 Stoffwechsel

Erklären Sie die Begriffe „Stoffwechsel“ sowie „Katabolismus“ und „Anabolismus“.

1.10 Stoffwechsel

- **Stoffwechsel (Metabolismus):** bezeichnet die im Körper ablaufenden chemischen Vorgänge, die den Auf- und Abbau von Stoffen im Körper ermöglichen.
- **Katabolismus:** Erzeugung von Energie durch chemische Abläufe, überwiegend Spaltung und Verbrennung von Nahrungsbestandteilen
- **Anabolismus:** baut aus der Energie des Katabolismus körpereigene Substanzen, wie Zellen, Moleküle auf.

1 Organisation des menschlichen Körpers

1.11 Organdurchblutung

Die Herzarbeit ist ein wichtiger Parameter bei der Durchblutung der Organe. Die Herzarbeit kann erheblich gesteigert werden und damit bei körperlicher Anstrengung den Durchblutungsbedarf der einzelnen Organe sicherstellen.

Wir groß ist das Herzminutenvolumen in Ruhe und wie sehr kann es gesteigert werden?
Bei welchem Organ kann die Durchblutung am meisten gesteigert werden?

1.11 Organdurchblutung

Das **HMV** beträgt in Ruhe ca. 5 l (HF beträgt ca. 70/Min. und das Schlagvolumen ca. 70 ml). Es kann, je nach Trainingszustand, auf bis zu ca. 30 l gesteigert werden.
Die **Skelettmuskulatur** ist das Organ, bei dem die höchste Steigerung möglich ist. Von einer Durchblutung von ca. 1.000 ml in Ruhe kann es auf bis zu 15.000 ml gesteigert werden.
Andere Organe verändern die **Durchblutung** auch unter körperlicher Anstrengung nicht, z. B. das Gehirn und die Nieren.

1 Organisation des menschlichen Körpers

1.12 Entzündungszeichen

Im menschlichen Körper können Entzündungen auftreten. Diese können lokal begrenzt sein oder auch generalisiert stattfinden.

Nennen Sie die Kardinalzeichen einer Entzündung.

1.12 Entzündungszeichen

Folgende **Leitzeichen** geben einen Hinweis auf eine vorliegende **Entzündung:**

- Schmerz (Dolor)
- Rötung (Rubor)
- Schwellung (Tumor/Ödeme)
- Überwärmung (Calor)
- Gestörte Funktion (Functio laesa)

Entzündungen können eine vitale Bedrohung für den Patienten und die Patientin darstellen. Für den Rettungsdienst ist es deshalb wichtig, Entzündungen zu erkennen, um Gefahren für Patienten und Patientinnen, aber auch für das Rettungsdienstpersonal einschätzen zu können. So ist ein Erysipel infektiös und entsprechende Schutzmaßnahmen müssen durchgeführt werden. Gibt es Hinweise auf ein Entzündungsgeschehen, muss in jedem Fall auch die Körpertemperatur gemessen werden.

2 Notwendiges aus Chemie und Biochemie

2.1 Flüssigkeiten

Eine gute Infusionslösung zeichnet sich durch die Eigenschaften isoton und balanciert aus.

Erklären Sie die beiden Begriffe im Zusammenhang mit der Wirkung einer Infusionslösung im Körper.

2.1 Flüssigkeiten

Eine Infusionslösung wird dann als **isoton** bezeichnet, wenn nach Infusion der Lösung die Zellen weder schrumpfen noch schwellen. Die osmotisch wirksame Stoffmengenkonzentration ist also die gleiche wie im Blutplasma bzw. in den Körperzellen.
Eine Infusionslösung wird dann als **balanciert** bezeichnet, wenn die Zusammensetzung der Elektrolyte weitestgehend der des Blutplasmas entspricht. Diese werden als **Vollelektrolytlösungen** bezeichnet.
Sowohl Kinder als auch Erwachsene sollen heutzutage nur noch isotone, balancierte Vollelektrolytlösungen erhalten.

2 Notwendiges aus Chemie und Biochemie

2.2 Chemische Elemente

Der menschliche Organismus besteht aus lebender Materie, die sich aus chemischen Elementen zusammensetzt.

Welche vier Elemente bilden 96 % der Körpermasse?

A Kohlenstoff, Natrium, Kalium, Magnesium
B Sauerstoff, Wasserstoff, Natrium, Chlor
C Wasserstoff, Sauerstoff, Kohlenstoff, Stickstoff
D Stickstoff, Kohlenstoff, Wasserstoff, Eisen
E Schwefel, Phosphor, Eisen, Iod

2.2 Chemische Elemente

Richtige Antwort: C.

Die wichtigsten Schlüsselelemente zur Bildung der Körpermasse sind:

- **Sauerstoff (O):** Anteil am Körpergewicht 65 %
- **Kohlenstoff (C):** Anteil am Körpergewicht 18,5 %
- **Wasserstoff (H):** Anteil am Körpergewicht 9,5 %
- **Stickstoff (N):** Anteil am Körpergewicht 3,2 %

2 Notwendiges aus Chemie und Biochemie

2.3 pH-Wert

Nennen Sie den pH-Wert des Blutes und benennen Sie den jeweiligen Zustand bei zu niedrigem bzw. zu hohem pH-Wert.

2.3 pH-Wert

Der pH-Wert des Blutes liegt bei **7,35 bis 7,45.**

- Je mehr H^+-Ionen sich in einer Lösung befinden, um so saurer wird sie und desto niedriger wird der pH-Wert. Liegt der pH-Wert des Blutes unter 7,35, bezeichnet man dies als **Azidose.**
- Bei einem Mangel an H^+-Ionen und einem Überwiegen an OH^- -Ionen wird die Lösung basisch oder alkalisch. Liegt der pH-Wert des Blutes über 7,45, wird dies als **Alkalose** bezeichnet.

2 Notwendiges aus Chemie und Biochemie

2.4 Puffersysteme

Erklären Sie die Funktionsweise des wichtigsten Puffersystems des menschlichen Körpers.

2.4 Puffersysteme

Das wichtigste Puffersystem des menschlichen Körpers ist das **Kohlensäure-Bikarbonat-System.** Puffer sind Substanzen, die bei einer Übersäuerung (Azidose) überschüssige H^+-Ionen abfangen.

Die Base Hydrogencarbonat (Bicarbonat) **HCO_3^-** bindet überschüssige **H^+-Ionen** und wird zu Kohlensäure **H_2CO_3.** Diese zerfällt zu Wasser **H_2O** und Kohlendioxid **CO_2,** das über die Lunge abgeatmet wird.

Zudem können über die Nieren H^+-Ionen bei einer Azidose bzw. Bikarbonat bei einer Alkalose ausgeschieden werden. Dieser Vorgang dauert allerdings wesentlich länger.

2 Notwendiges aus Chemie und Biochemie

2.5 Glukosestoffwechsel

Ergänzen Sie die fehlenden Begriffe.

Glukose ist der Hauptenergielieferant des Körpers und wird in der ____________ abgebaut. Das Vorhandensein von ____________ entscheidet über die Weiterverwertung des entstandenen Produkts, dem ____________. Im ____________ Zustand resultiert viel Energie durch den Weg über die Atmungskette.

____________ ist die Speicherform der Glukose. Die Speicherung wird durch das Hormon ____________ begünstigt und deren Abbau durch das Hormon ____________. So kann durch Speicherung und Freisetzung der Glukose ein kontinuierlicher Spiegel an Glukose im Blut und den Zellen gewährleistet werden.

In der   wird unter Energieverbrauch Glukose synthetisiert. Die Glukoneogenese wird aufgrund von ____________ betrieben und ist essenziell, da das Gehirn, die Erythrozyten und das Nierenmark ihren Energiebedarf ausschließlich über Glukose decken können.

Glykogen, Glukagon, Glykolyse, Glukosemangel, Glukoneogenese, aeroben, Insulin, Pyruvat, Sauerstoff

2.5 Glukosestoffwechsel

Glukose ist der Hauptenergielieferant des Körpers und wird in der Glykolyse abgebaut. Das Vorhandensein von Sauerstoff entscheidet über die Weiterverwertung des entstandenen Produkts, dem Pyruvat. Im aeroben Zustand resultiert viel Energie durch den Weg über die Atmungskette. Glykogen ist die Speicherform der Glukose. Die Speicherung wird durch das Hormon Insulin begünstigt und deren Abbau durch das Hormon Glukagon. So kann durch Speicherung und Freisetzung der Glukose ein kontinuierlicher Spiegel an Glukose im Blut und den Zellen gewährleistet werden.

In der Glukoneogenese wird unter Energieverbrauch Glukose synthetisiert. Die Glukoneogenese wird aufgrund von Glukosemangel betrieben und ist essenziell, da das Gehirn, die Erythrozyten und das Nierenmark ihren Energiebedarf ausschließlich über Glukose decken können.

2 Notwendiges aus Chemie und Biochemie

2.6 Anaerober Glukosestoffwechsel

Welches Produkt entsteht unter anaeroben Bedingungen in der Zelle, z. B. im Schock?

A Pyruvat
B Acetat
C Hydrogencarbonat
D Laktat
E ATP (Adenosintriphosphat)

2.6 Anaerober Glukosestoffwechsel

Richtige Antwort: D.

Unter **anaeroben Bedingungen** kann Pyruvat im Zitratzyklus des Mitochondriums nicht energiebringend weiterverarbeitet werden. Ohne Glykolyse entsteht keine Energie und ohne Energie würde die Zelle sterben. **Pyruvat** wird durch das Enzym Laktatdehydrogenase (LDH) zu **Laktat** umgewandelt und sichert damit der Zelle ein Minimum an Energie. Laktat wird von der Zelle ins Blut abgegeben und führt dort als **Milchsäure** zu einer metabolischen Azidose, der **Laktatazidose.**

2 Notwendiges aus Chemie und Biochemie

2.7 Regulation des Blutzuckerspiegels

Welche Aussage zum Glukosestoffwechsel ist richtig?

A Glukagon senkt den Blutzuckerspiegel.
B Insulin fördert den Glykogenabbau.
C Insulin senkt den Blutzuckerspiegel.
D Glykogen ist ein Hormon.
E Glukagon hemmt den Glykogenabbau.

2.7 Regulation des Blutzuckerspiegels

Richtige Antwort: C.

Insulin ist ein **anaboles Hormon,** das in den Beta-Zellen der Langerhans-Inseln der Bauchspeicheldrüse gebildet wird. Es fördert die **Speicherung der Glukose** in der Leber und fördert den **Einbau eines Glukosetransporters** in die Zellmembran, sodass die Glukose aufgenommen werden kann. Zudem hemmt es den Glykogenabbau und die Glukoneogenese und senkt damit den Blutzuckerspiegel.
Glukagon ist ein Hormon, das in den Alpha-Zellen der Bauchspeicheldrüse gebildet wird. Es stellt den **Gegenspieler des Insulins** dar und sorgt mit diesem zusammen für einen kontinuierlichen Blutzuckerspiegel. Es fördert die Glukoneogenese und den Glykogenabbau und lässt somit den Blutzuckerspiegel wieder ansteigen.

2 Notwendiges aus Chemie und Biochemie

2.8 Atmungskette

Erklären Sie, weshalb es bei einer Cyanid-Vergiftung zu einem „inneren Ersticken“ kommt.

2.8 Atmungskette

Der **Zitratzyklus** ist ein wichtiger Zyklus des Stoffwechsels, in dem **Acetyl-CoA** abgebaut wird. Dabei entstehen essenzielle Moleküle, die Elektronen übertragen können. In der anschließenden **Atmungskette** werden diese Elektronen über mehrere Komplexe in der inneren Mitochondrienmembran transportiert, sodass durch die entstehende Energie ein Protonengradient aufgebaut wird. Im letzten Komplex werden die Elektronen auf **Sauerstoff** übertragen, weshalb auch Sauerstoff für die Atmungskette notwendig ist. Die Protonen fließen im letzten Schritt zurück entlang des Gradienten, wobei die entstehende Energie genutzt wird, um **ATP** herzustellen.

Bei einer **Cyanid-Vergiftung** bindet das Cyanid-Ion (CN^-) an dreiwertiges Eisen (Fe^{3+}). Dadurch wird die Übertragung von Elektronen auf den Sauerstoff blockiert, sodass an dieser Stelle die Atmungskette unterbrochen wird. Es kann keine Energie mehr in Form von ATP gebildet werden und die Zelle stirbt ab (inneres Ersticken).

3 Von der Zelle zum Organismus

3.1 Eigenschaften von Zellen

Ergänzen Sie die fehlenden Begriffe.

Zellen sind die kleinste __________ des menschlichen Körpers. Sie besitzen einen hohen Grad an funktioneller __________ und unterscheiden sich deswegen erheblich in Form und __________. Die größte im Körper vorkommende Zelle ist die __________, die einen Durchmesser von etwa __________ hat. Die Lebensdauer einzelner Zellen ist sehr unterschiedlich. Einige Zellen leben nur wenige Tage, z. B. __________, andere Zellen erreichen ein Menschenleben, wie z. B. die ______. Alle pathophysiologischen Vorgänge offenbaren sich letztlich auf der Zellebene.

Eizelle, lebende Einheit, Größe, Leukozyten, Nervenzellen, Zelldifferenzierung, 0,15 mm

3.1 Eigenschaften von Zellen

Zellen sind die kleinste lebende Einheit des menschlichen Körpers. Sie besitzen einen hohen Grad an funktioneller Zelldifferenzierung und unterscheiden sich deswegen erheblich in Form und Größe. Die größte im Körper vorkommende Zelle ist die Eizelle, die einen Durchmesser von etwa 0,15 mm hat. Die Lebensdauer einzelner Zellen ist sehr unterschiedlich. Einige Zellen leben nur wenige Tage, z. B. Leukozyten, andere Zellen erreichen ein Menschenleben, wie z. B. die Nervenzellen. Alle pathophysiologischen Vorgänge offenbaren sich letztlich auf der Zellebene.

3 Von der Zelle zum Organismus

3.2 Kennzeichen von Leben

Zellen sind lebende Einheiten in unserem Körper.

Nennen Sie die Grundmerkmale, welche Leben kennzeichnen.

3.2 Kennzeichen von Leben

Um von einer lebenden Einheit zu sprechen, müssen mindestens folgende Merkmale erfüllt sein:

- Vermehrung
- Reizaufnahme und Reizreaktion
- Stoffwechsel
- Wachstum und Tod

Zellen sind im Organismus die kleinste Lebensform, welche diese Kriterien erfüllen.

3 Von der Zelle zum Organismus

3.3 Flüssigkeitsräume

In unserem Körper befinden sich verschiedene Flüssigkeitsräume. Diese enthalten unterschiedliche Mengen, die sich bei Volumenverlusten verändern und verschieben.

Benennen Sie die Flüssigkeitsräume und geben Sie an, wieviel Flüssigkeit sich in diesen befindet.

3.3 Flüssigkeitsräume

Der Körper besteht aus zwei Flüssigkeitsräumen:

- **Intrazellulärraum** (ca. 40–45 % des Körpergewichts)
- **Extrazellulärraum** (ca. 20 % des Körpergewichts)

Der extrazelluläre Bereich unterteilt sich noch einmal in zwei Bereiche:

- Interstitieller Bereich (ca. 16 % des KG)
- Intravasaler Bereich (ca. 4 % des KG)

Kommt es zu einem **Flüssigkeitsmangel** (Dehydratation) oder einem **Flüssigkeitsüberschuss** (Hyperhydratation) sind die Auswirkungen im zellulären Flüssigkeitsraum von der **osmotischen Konzentration** abhängig (isotone, hypertone oder hypotone Dehydratation).

3 Von der Zelle zum Organismus

3.4 Zellmembran

Der Zellmembran kommen verschiedene wichtige Aufgaben zu, die für die Existenz und Funktion der einzelnen Zellen notwendig sind.

Nennen Sie vier Aufgaben der Zellmembran.

3.4 Zellmembran

- Die **Rezeptoren** auf der **Zellmembran** bewirken bei Kontakt mit dem passenden Transmitterstoff, dass die Zelle entsprechend ihrer Funktionalität reagiert.
- Über verschiedene Vorgänge ermöglicht die Membran den Austausch von Stoffen in und aus der Zelle.
- Bei der **Semipermeabilität** hängt die Durchlässigkeit von der Molekülgröße ab. Die selektive Permeabilität schleust im Gegensatz dazu nur bestimmte Stoffe durch die Membran.
- Weiterhin stellt die Zellmembran **Zellkontakte** zu anderen Zellen her.

3 Von der Zelle zum Organismus

3.5 Transportprozesse

An der Zellmembran gibt es verschiedene lebensnotwendige Transportprozesse. Unterschieden werden dabei aktive und passive Prozesse des Transports.

Beschreiben Sie den Unterschied dieser beiden Vorgänge.

3.5 Transportprozesse

- **Aktiver Transportprozess:** Stoffe werden mithilfe eines Transportsystems durch eine Membran befördert. Die notwendige Energie stellt der Zellstoffwechsel zur Verfügung (z. B. ATP). Dadurch können Stoffe auch gegen das Konzentrationsgefälle befördert werden.
- **Passiver Transportprozess:** findet ohne direkten Einsatz von Energie statt. Ziel ist ein Konzentrationsausgleich (Diffusion und Osmose) oder eine Konzentrationsverschiebung während des Vorgangs der Filtration.

3 Von der Zelle zum Organismus

3.6 Passiver Transport

Nennen Sie die drei passiven Transportprozesse und erläutern Sie diese.

3.6 Passiver Transport

Voraussetzung für eine Osmose oder Diffusion ist ein bestehendes Konzentrationsgefälle. Beide Prozesse haben als Ziel den Konzentrationsausgleich.

- **Diffusion:** Gelöste Teilchen wandern vom Ort der höheren Konzentration zum Ort der niederen Konzentration. Am Ende steht ein Konzentrationsausgleich (z. B. die Wanderung bzw. der Austausch der Atemgase).
- **Osmose:** Flüssigkeiten wandern vom Ort der niedrigen Konzentration zum Ort der hohen Konzentration. Zwingend erforderlich ist eine semipermeable Membran, die für die Teilchenmoleküle nicht durchlässig ist, wohl jedoch für die Flüssigkeitsmoleküle.
- **Filtration:** Flüssigkeit wird durch einen hydrostatischen Druck durch die semipermeable Membran gepresst. Der Prozess der Filtration benötigt ebenfalls eine halbdurchlässige Membran. Die Teilchenmoleküle können die Membran nicht passieren, die Folge ist eine Konzentrationserhöhung.

3 Von der Zelle zum Organismus

3.7 Zellplasma und Zellorganellen

Zellplasma wird von der Zellmembran umgeben und enthält das Zytosol und die Zellorganellen.

Nennen Sie drei verschiedene Zellorganellen und deren Aufgabe.

3.7 Zellplasma und Zellorganellen

- **Golgi-Apparat:** Bildung von Lysosomen
- **Mitochondrien:** Energieerzeugung durch ATP-Synthese
- **Zellkern:** Steuerungszentrum der Zelle und Speicherung der Erbinformationen
- **Glattes endoplasmatisches Retikulum:** Lipidsynthese

Je nach spezifischer Zellfunktion finden sich unterschiedliche Anzahl und Typen der einzelnen Zellorganellen.

3 Von der Zelle zum Organismus

3.8 Zellvermehrung

Im Körper findet eine kontinuierliche Zellvermehrung statt.

Beschreiben Sie den Ablauf der Zellteilung (Mitose).

3.8 Zellvermehrung

Mitose

Am häufigsten vorkommende Art der Zellteilung. Die genetische Information der Mutterzelle wird verdoppelt und anschließend entstehen zwei identische Tochterzellen. Die Zellteilung verläuft in fünf Phasen:

1. **Prophase:** zunehmende Spiralisierung der DNA, Verdopplung der Zentrosomen und deren Wanderung zum gegenüberliegenden Zellpol
2. **Prometaphase:** Zerfall der Kernhülle, Anheftung der Mikrotubuli des Spindelapparats an die Kinetochore der Chromosomen
3. **Metaphase:** Verlagerung der Chromosomen in die Metaphasen- oder Äquatorialplatte
4. **Anaphase:** Trennung von Chromosomen im Bereich der Zentromere, Entstehung von Einzelchromatiden. Anschließend werden die jeweils 46 Chromatiden an die gegenüberliegenden Zellpole gezogen. Verlängerung der Zelle in Richtung Zellpole.
5. **Telophase:** Entspiralisierung der Chromatiden und Ausbildung von Kernhüllen

Der Zeitraum zwischen zwei Mitosen wird als Interphase bezeichnet. In dieser Zeit folgen nacheinander G1-Phase, S-Phase und sowie G2-Phase.

4 Gewebe des Körpers

4.1 Gewebearten

Der Zusammenschluss gleicher Zellen wird als Gewebe bezeichnet. Viele verschiedene spezialisierte Gewebearten befinden sich in unserem Organismus.

Benennen Sie die vier Hauptgewebearten.

4.1 Gewebearten

Die vier Hauptgewebearten:

- **Binde- und Stützgewebe** (lagert Organe ein und schützt diese, gibt Form)
- **Muskelgewebe** (Bewegung und Kraft)
- **Epithelgewebe** (kleidet innere und äußere Oberflächen aus)
- **Nervengewebe** (Reizaufnahme, Erregungsleitung, Gedächtnis)

4 Gewebe des Körpers

4.2 Epithelgewebe

Das Oberflächenepithelgewebe kleidet innere und äußere Oberflächen aus. Je nach Zellanordnung sind diese einschichtig, mehrschichtig und mehrreihig.
In → Abb. 4.1 sind verschiedene Epithelarten dargestellt.

Beschriften Sie das Vorkommen.

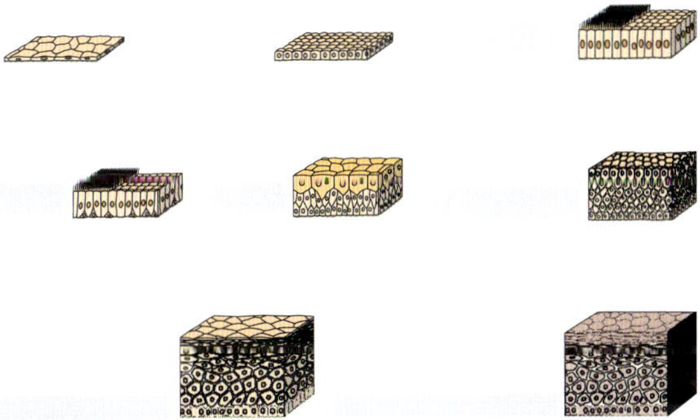

Abb. 4.1 Epithelgewebe [L190]

4.2 Epithelgewebe (→ Abb. 4.2)

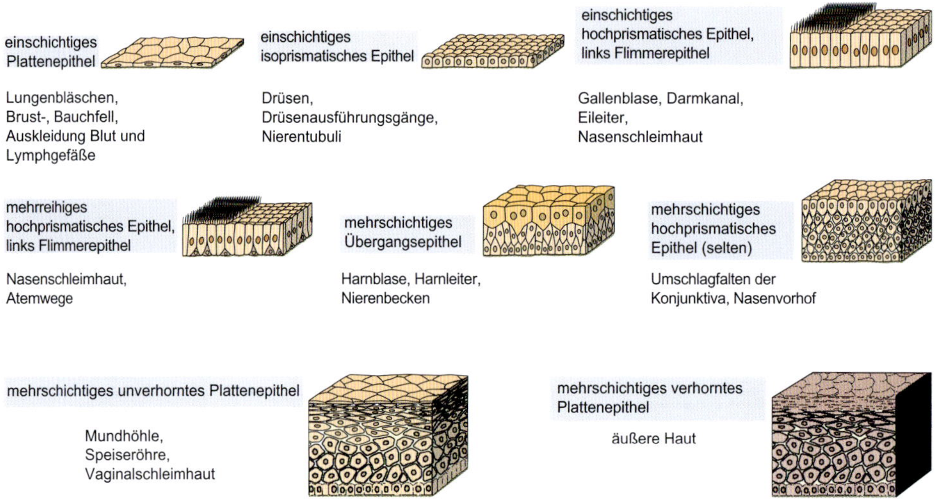

Abb. 4.2 Epithelgewebe [L190]

4 Gewebe des Körpers

4.3 Drüsenepithelien

Drüsenzellen sind besondere Epithelzellen, die Sekrete produzieren und absondern. Wir unterscheiden exokrine und endokrine Drüsen. Exokrine Drüsen geben ihr Sekret nach außen (nicht in die Blutbahn) ab, endokrine Zellen bilden Hormone, die in die Blutbahn abgesondert werden.

Nennen Sie jeweils drei Beispiele für rein endokrine und rein exokrine Drüsenzellen.

4.3 Drüsenepithelien

Exokrine Drüsenzellen

- Speicheldrüse
- Schweißdrüse
- Talgdrüse
- Tränendrüse

Bei den exokrinen Drüsen kann das Sekret serös (dünnflüssig) oder mukös (zähflüssig) sein.

Endokrine Drüsen

- Schilddrüse
- Drüsenepithelien der Nebenniere
- Hypophyse
- Juxtaglomerulärer Apparat in der Niere

4 Gewebe des Körpers

4.4 Binde- und Stützgewebe

Das Binde- und Stützgewebe setzt sich aus verschiedenen (Unter-)Gewebearten zusammen.

Benennen Sie die jeweiligen Untergruppen des Binde- und Stützgewebes.

4.4 Binde- und Stützgewebe

- **Bindegewebe** differenziert sich in:
  - **Lockeres Bindegewebe:** befindet sich zusammen mit dem Fettgewebe zwischen einzelnen Organen und dient hier als „Lagermaterial".
  - **Straffes Bindegewebe:** festes Gewebe, das durch kollagene Fasern besonders reißfest ist, z. B. Sehnen
  - **Netzförmiges (retikuläres) Bindegewebe:** lagert zusammen mit dem Fettgewebe Organe ein und ist stark belastbar, ohne zu reißen.
- **Fettgewebe**
- **Knorpelgewebe**
- **Knochengewebe**

4 Gewebe des Körpers

4.5 Fettgewebe

Fettgewebe als Sonderform des Bindegewebes kommt in vielen Bereichen des Körpers vor.

Nennen Sie drei Aufgaben des Fettgewebes.

4.5 Fettgewebe

- Mechanische Aufgaben: z.B. Polster an der Fußsohle, am Gesäß; Erhaltung der Organlage und Schutz (z. B. Auge, Nieren)
- Isolation (Kälte- und Wärmeschutz)
- Energiespeicher als Speicherfett

Das Fettgewebe stellt eine Sonderform des Bindegewebes dar.

4 Gewebe des Körpers

4.6 Bindegewebe

Wir unterscheiden drei Arten von Fasertypen des Bindegewebes:

- Kollagene Fasern
- Elastische Fasern
- Retikuläre Fasern

Nennen Sie jeweils ein Beispiel für das Vorkommen dieser Faserarten.

4.6 Bindegewebe

- **Kollagene Fasern:** z. B. Sehnen, Bänder
- **Elastische Fasern:** z. B. Arterien, Venen
- **Retikuläre Fasern:** z. B. Milz, Lymphknoten

4 Gewebe des Körpers

4.7 Knorpelgewebe

Nennen Sie die drei Knorpelformen des Körpers mit jeweils einem Beispiel.

4.7 Knorpelgewebe

- **Hyaliner Knorpel:** besonders druckfest und biegsam (Gelenkknorpel, Luftröhrenringe, Teile der Rippen)
- **Elastischer Knorpel:** besonders elastisch (Konstruktion von Ohrmuschel, Nase)
- **Faserknorpel:** besonders zugfest (Bandscheiben, Meniskus)

4 Gewebe des Körpers

4.8 Knochengewebe

Beschriften Sie → Abb. 4.3.

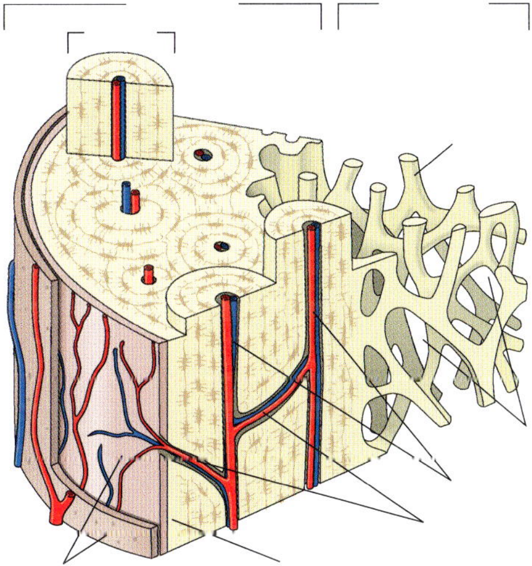

Abb. 4.3 Knochengewebe [L190]

4.8 Knochengewebe (→ Abb. 4.4)

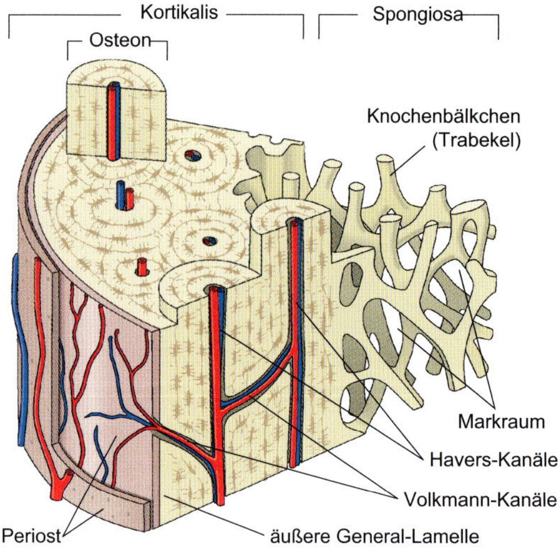

Abb. 4.4 Knochengewebe [L190]

4 Gewebe des Körpers

4.9 Muskelgewebe

Nennen Sie die drei Arten des Muskelgewebes und beschreiben Sie die jeweiligen Eigenschaften.

4.9 Muskelgewebe

- **Glatte Muskulatur** (Organmuskulatur): nicht trainierbar, unwillkürliche Innervation, Ruhetonus, eher langsame Kontraktion
- **Quergestreifte Skelettmuskulatur:** trainierbar, überwiegend willkürliche Innervation, aktiver Bewegungsapparat
- **Quergestreifte Herzmuskulatur** (Sonderform der quergestreiften Muskulatur): unwillkürliche und autonome Innervation

4 Gewebe des Körpers

4.10 Organsysteme

Durch Zusammenschluss verschiedener Gewebe mit einer gleichen Aufgabe entsteht ein Organ. Verschiedene Organe schließen sich zu Organsystemen zusammen.

Nennen Sie verschiedene Organsysteme des Körpers.

4.10 Organsysteme

- **Nervensystem:** peripheres und zentrales Nervensystem, willkürliches und unwillkürliches Nervensystem
- **Atmungssystem:** Atemwege und Lunge
- **Herz-Kreislauf-System:** Herz und Gefäße
- **Verdauungssystem:** Magen, Darmabschnitte, Pankreas etc.
- **Uro- und Genitalsystem:** Niere, Harnleiter, Harnblase etc.

5 Infektion und Abwehr

5.1 Immunisierung

Erklären Sie den Unterschied zwischen aktiver und passiver Immunisierung.

5.1 Immunisierung

Aktive Immunisierung: Dem Körper werden virulente, abgeschwächte oder tote **Erreger** zugeführt. Das Immunsystem muss sich **aktiv** mit dem infektiösen Agens beschäftigen und **Antikörper und Gedächtniszellen** dagegen bilden. Die erworbene Immunität erfolgt entweder auf natürlichem Weg nach einer durchgemachten Infektion oder durch eine Impfung. Der Schutz tritt langsamer ein, hat dafür aber einen langwirksamen Effekt.
Passive Immunisierung: Dem Körper werden direkt zur Verfügung stehende spezifische **Antikörper** gespritzt. Diese Art der Impfung kann sowohl zur Prophylaxe als auch zur Therapie genutzt werden, da die Schutzwirkung sofort eintritt. Nachteil ist die nur kurzfristige Wirkdauer.

5 Infektion und Abwehr

5.2 Nosokomiale Infektion

Was versteht man unter einer nosokomialen Infektion?

A Eine Infektion im Zusammenhang mit einer medizinischen Maßnahme, z. B. ein Harnwegsinfekt nach Blasenkatheteranlage
B Eine Infektion mit einem besonders aggressiven und multiresistenten Erreger, z. B. 4MRGN
C Eine Infektion mit einem sehr kontagiösen Erreger, der einen Ausbruch zur Folge hat, z. B. Noroviren
D Eine Infektion die ausschließlich ambulant, also außerhalb des Krankenhauses erworben wurde, z. B. Pneumokokken-Pneumonie
E Eine Infektion mit einem Erreger, der nicht zu Erkrankungssymptomen führt

5.2 Nosokomiale Infektion

Richtige Antwort: A.

Eine **nosokomiale Infektion** ist eine Infektion, die in einem zeitlichen Zusammenhang mit einer ambulant oder stationär durchgeführten **medizinischen Maßnahme** steht. Auslöser sind in den häufigsten Fällen bestimmte Erreger, die über ein spezifisches Resistenzspektrum gegenüber Antibiotika verfügen. Bei den meisten nosokomialen Infektionen handelt es sich um Harnwegsinfektionen nach Blasenkatheteranlage, gefolgt von Infekten der unteren Atemwege (Pneumonien) sowie Wundinfektionen.

5 Infektion und Abwehr

5.3 Immunglobuline

Nennen Sie die fünf Klassen der Antikörper und deren Funktion.

5.3 Immunglobuline

Man unterscheidet die Immunglobuline IgG, IgM, IgA, IgE und IgD:

- **IgG:** Bildung in der Spätphase der Erstinfektion bzw. nach erneuter Infektion mit dem gleichen Erreger. Sie sind plazentagängig und bieten Fetus und Neugeborenen Schutz vor einer Infektion.
- **IgM:** erster Antikörper, der von der Plasmazelle nach einer Infektion gebildet wird. Er ist nicht plazentagängig und ist besonders gut zum laborchemischen Nachweis einer Infektion geeignet.
- **IgA:** Sie befinden sich in diversen Körpersekreten und führen zur lokalen Erregerabwehr auf Schleimhäuten.
- **IgE**: Sie werden v. a. bei allergischen Reaktionen gebildet und binden an Mastzellen. Bei einem Zweitkontakt des Allergens werden Entzündungsmediatoren, wie Histamin, aus der Mastzelle freigesetzt.
- **IgD**: dient wie IgM als Antigen-Erkennungsmolekül.

5 Infektion und Abwehr

5.4 Allergische Reaktion vom Soforttyp

Erklären Sie die allergische Reaktion vom Soforttyp.

5.4 Allergische Reaktion vom Soforttyp

Der Erstkontakt mit einem Antigen führt zur Bildung von IgE-Antikörpern, welche sich an die Zellmembran von Mastzellen heften. Bei Aktivierung durch einen erneuten Kontakt mit dem Allergen, schüttet die **Mastzelle** massenhaft **Histamin** und andere Botenstoffe des Entzündungssystems aus. Diese Botenstoffe verursachen gemeinsam mit dem Histamin u. a. eine massive Gefäßweitstellung, was zu Rötung und Ödembildung führt.

5 Infektion und Abwehr

5.5 qSOFA-Score

Welche Kriterien beinhaltet der qSOFA-Score?

A Verwirrtheit, Fieber, Hypotonie
B Tachykardie, Hypotonie, Tachypnoe
C Tachypnoe, Verwirrtheit, Fieber
D Hypotonie, Tachypnoe, Verwirrtheit
E Verwirrtheit, Tachykardie, Tachypnoe

5.5 qSOFA-Score

Richtige Antwort: D.

Um einen Patienten oder eine Patientin mit einer potenziellen Sepsis zu erkennen, kann der qSOFA-Score (Quick, Sepsis, Related, Organ, Failure, Assessment) angewandt werden. Dieser besteht aus drei Kriterien:

- **GCS < 15 (Verwirrtheit)**
- **Atemfrequenz > 22 (Tachypnoe)**
- **Systolischer Blutdruck < 100 mmHg (Hypotonie)**

Ab zwei positiven Kriterien soll nach einer Infektion gefahndet werden.

5 Infektion und Abwehr

5.6 Phasen einer Infektion

Wie heißt die Phase zwischen der Ansteckung durch den Krankheitserreger und dem Ausbruch der Erkrankung?

A Überwindungsphase
B Invasionsphase
C Rekonvaleszenzphase
D Inkubationsphase
E Krankheitsphase

5.6 Phasen einer Infektion

Richtige Antwort: D.

Während der **Invasionsphase** dringt der Krankheitserreger in den Organismus ein und führt zur Ansteckung. Die Zeit zwischen der **Ansteckung** und dem **Ausbruch** der Krankheit wird als **Inkubationsphase** bezeichnet. Die Inkubationszeit der verschiedenen Erreger ist unterschiedlich lang.

5 Infektion und Abwehr

5.7 MRSA

Welche verschiedenen Gruppen von MRSA gibt es?

A Hospital Acquired MRSA (haMRSA)
B Geriatric Acquired MRSA (gaMRSA)
C Livestock Associated MRSA (laMRSA)
D Community Acquired MRSA (caMRSA)
E Travel Associated MRSA (taMRSA)

5.7 MRSA

Richtige Antworten: A, C, D.

Nach ihrem Vorkommen und dem wichtigsten Ort der Übertragung unterscheidet man drei große Gruppen von MRSA:

- MRSA, die im Krankenhaus oder Pflegeeinrichtungen übertragen werden: **haMRSA** (Hospital Acquired MRSA)
- MRSA, die über Nutztiere und Menschen, die beruflich mit diesen zu tun haben, übertragen werden: **laMRSA** (Livestock Associated MRSA)
- MRSA, die von Mensch zu Mensch außerhalb eines Krankenhauses übertragen werden: **caMRSA** (Community Acquired MRSA)

6 Knochen, Gelenke, Muskeln und Bewegungsapparat

6.1 Passiver Bewegungsapparat

Der menschliche Bewegungsapparat besteht aus einem aktiven und einem passiven Teil. Der aktive Bewegungsapparat wird durch die Skelettmuskulatur gebildet.

Nennen Sie drei Anteile des passiven Bewegungsapparats.

6.1 Passiver Bewegungsapparat

Der **passive Bewegungsapparat** wird durch folgende Anteile gebildet:
- Knochen
- Gelenke
- Knorpel

Das Skelett besteht aus ca. 200 Knochen mit verschiedenen Aufgaben, z. B.:
- Schutz von inneren Organen
- Ermöglichen den aufrechten Gangs
- Bildung der Körperform

6 Knochen, Gelenke, Muskeln und Bewegungsapparat

6.2 Skelett

Beschriften Sie → Abb. 6.1.

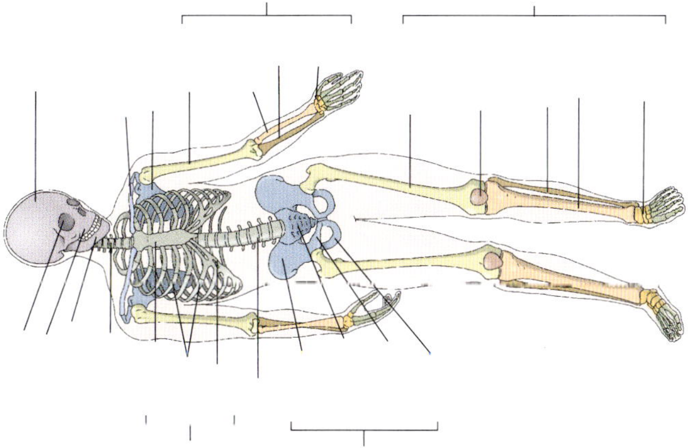

Abb. 6.1 Skelett [L190]

6.2 Skelett (→ Abb. 6.2)

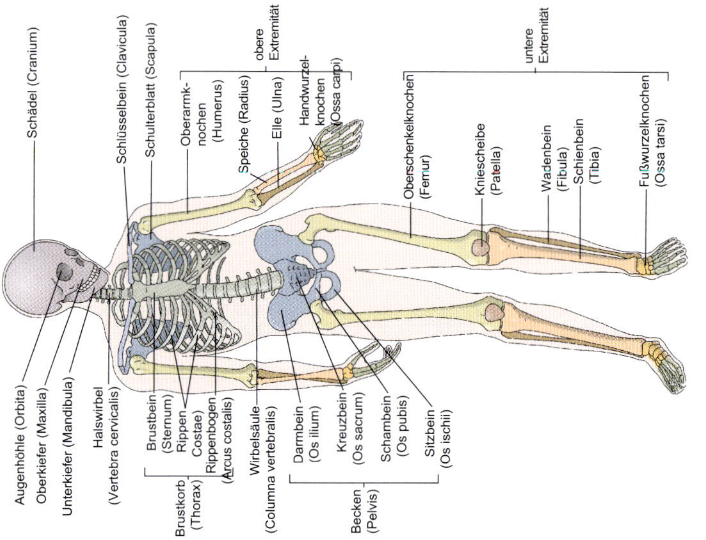

Abb. 6.2 Skelett [L190]

6 Knochen, Gelenke, Muskeln und Bewegungsapparat

6.3 Knochen: Aufbau

Beschreiben Sie den Aufbau eines Röhrenknochens anhand → Abb. 6.3.

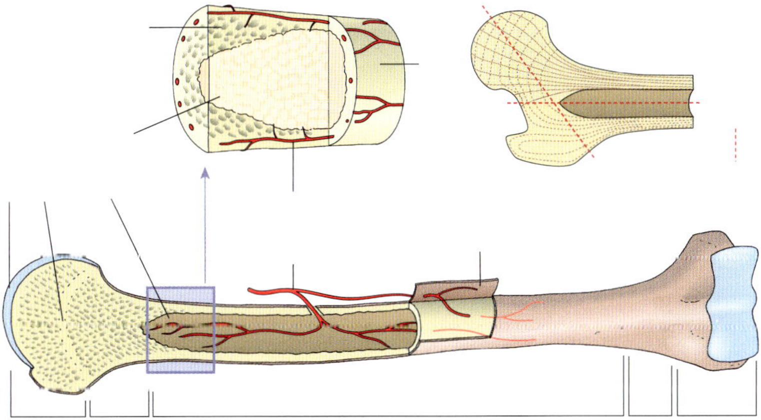

Abb. 6.3 Knochen [L190]

6.3 Knochen: Aufbau (→ Abb. 6.4)

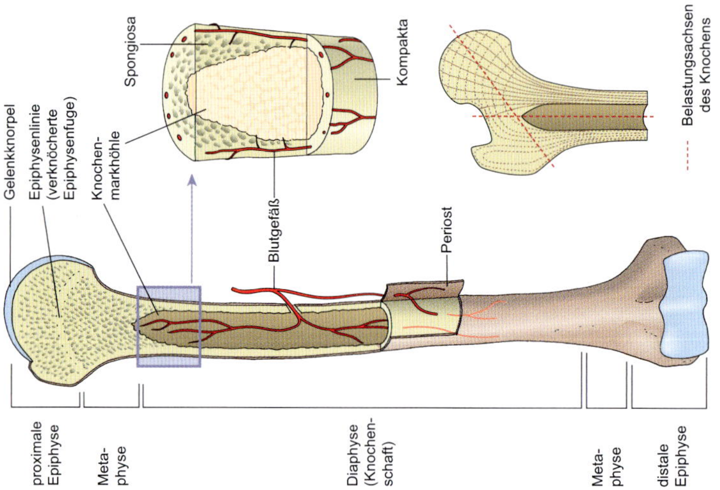

Abb. 6.4 Knochen [L190]

6 Knochen, Gelenke, Muskeln und Bewegungsapparat

6.4 Knochenbälkchen

In der Epiphyse eines Röhrenknochens finden wir die Knochenbälkchen (Substantia Spongiosa).

Nennen Sie die Funktion dieser Knochenbälkchen.

6.4 Knochenbälkchen

Die **Knochenbälkchen** (Substantia spongiosa) verteilen durch ihre Ausrichtung die Belastung des Knochens auf den **Knochenschaft.** Die bälkchenförmige Struktur spart Gewicht und gewährleistet dennoch eine hohe Festigkeit. Zwischen den Bälkchen befindet sich **Knochenmark,** das ebenfalls zur Stabilität beiträgt. In ihm werden Erythrozyten und Thrombozyten gebildet.
In diesem Bereich wird ein **intraossärer Zugang** gelegt.

6 Knochen, Gelenke, Muskeln und Bewegungsapparat

6.5 Knochen: Arten

Nennen Sie drei verschiedene Knochenarten und deren Vorkommen.

6.5 Knochen: Arten

1. Lange Knochen oder Röhrenknochen, z. B. Humerus, Femur, Radius
2. Kurze Knochen, z. B. Handwurzel-, Fußwurzelknochen
3. Platte Knochen, z. B. Schulterblatt, Schädeldach

6 Knochen, Gelenke, Muskeln und Bewegungsapparat

6.6 Sehnen

Aus welchem Gewebe bestehen Sehnen und welche Aufgabe haben sie?

6.6 Sehnen

Sehnen bestehen aus straffem **Bindegewebe** mit **kollagenhaltigen Fasern** und verbinden den Muskel mit dem Knochenansatz.

6 Knochen, Gelenke, Muskeln und Bewegungsapparat

6.7 Gelenkarten

Es gibt verschiedene Arten von Gelenken, echte und unechte Gelenke.

Beschreiben Sie deren Eigenschaften.

6.7 Gelenkarten

Unechte Gelenke werden auch als **Knorpelhaften** oder **Fugen** bezeichnet. Sie verbinden Knochen mit Knochen, die zueinander nicht beweglich sind. Beispiele sind die Schädelnähte, Verbindung zwischen Rippen und Sternum oder das Kreuzbein.
Echte Gelenke verbinden beweglich zwei Knochen über einen **Gelenkspalt.** Die Gelenke werden über Bänder an den beteiligten Knochen stabilisiert.

6 Knochen, Gelenke, Muskeln und Bewegungsapparat

6.8 Epiphysenfuge

Zwischen Gelenk und Knochenschaft (Diaphyse) befindet sich die Epiphysenfuge.

Erklären Sie die Aufgabe dieser Struktur.

6.8 Epiphysenfuge

Die **Epiphysenfuge** ist eine **Knorpelstruktur.** Von dieser geht das Wachstum des Knochens aus. Ist der Längenwachstumsprozess abgeschlossen, verknöchert die Epiphysenfuge weitgehend und ist nicht mehr zu erkennen.

6 Knochen, Gelenke, Muskeln und Bewegungsapparat

6.9 Gelenkaufbau

Echte Gelenke (Diarthrosen) besitzen eine Gelenkkapsel und eine Gelenkpfanne.

Beschriften Sie die einzelnen Gelenkstrukturen (→ Abb. 6.5).

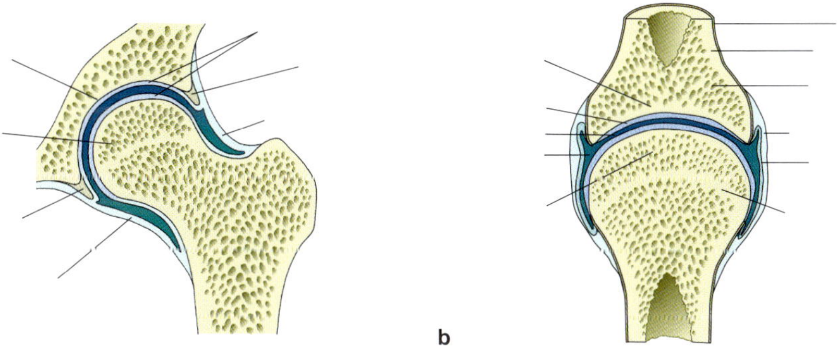

a b

Abb. 6.5 Aufbau eines Gelenks [L190]

6.9 Gelenkaufbau (→ Abb. 6.6)

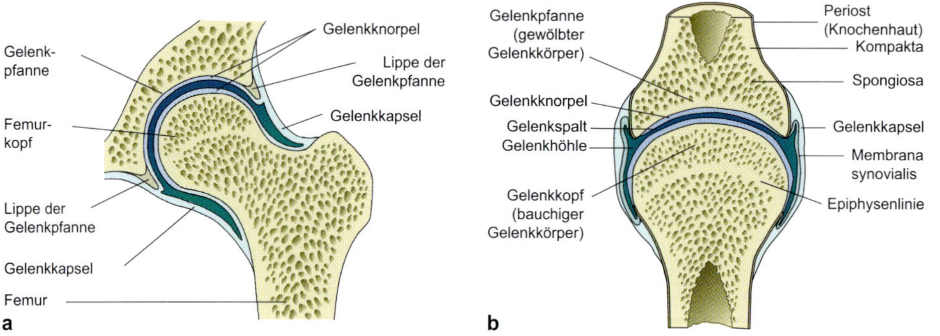

Abb. 6.6 Aufbau eines Gelenks [L190]

6 Knochen, Gelenke, Muskeln und Bewegungsapparat

6.10 Aufgaben der Gelenkstrukturen

Benennen Sie die Eigenschaften bzw. Aufgaben der folgenden Gelenkstrukturen.

- Gelenkknorpel
- Gelenkkapsel
- Gelenkbänder
- Gelenkschmiere

6.10 Aufgaben der Gelenkstrukturen

- **Gelenkknorpel:** schützt die **Gelenkflächen** vor Belastung durch Reibung.
- **Gelenkkapsel:** umschließt das Gelenk und besteht aus **Bindegewebe.**
- **Gelenkbänder:** Bindegewebsfasern von Knochen zu Knochen, die das Gelenk stabilisieren
- **Gelenkschmiere:** ist ein Gleitmittel, das die Reibung im Gelenk vermindert. Sie dient als Puffer und hat eine nutritive Funktion für den **Gelenkknorpel.**

6 Knochen, Gelenke, Muskeln und Bewegungsapparat

6.11 Gelenkformen

Gelenke lassen Bewegungen in verschiedenen Achsen zu.
Einachsige Gelenke:

- Scharniergelenk
- Zapfengelenk

Zweiachsige Gelenke:

- Eigelenk
- Sattelgelenk

Dreiachsige Gelenke:

- Kugelgelenk

Nennen Sie je ein Beispiel für die unterschiedlichen Gelenkformen.

6.11 Gelenkformen (→ Abb. 6.7)

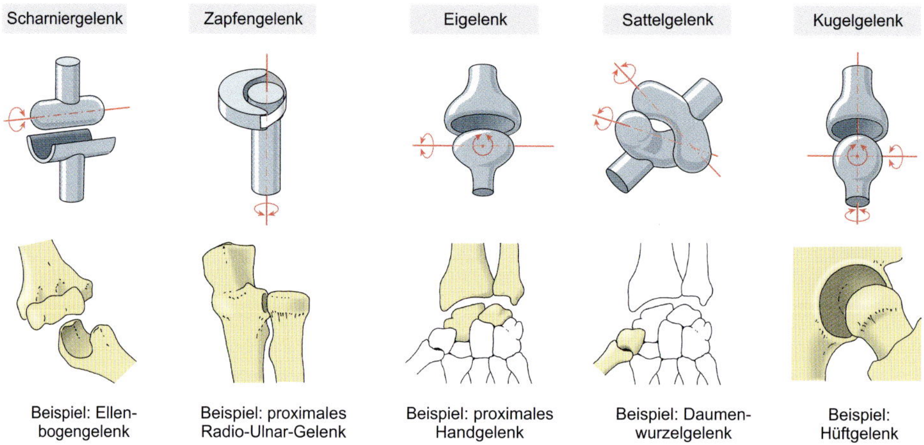

Abb. 6.7 Gelenkformen [L190]

6 Knochen, Gelenke, Muskeln und Bewegungsapparat

6.12 Sprunggelenk

Das Sprunggelenk bildet die Verbindung von Schien-/Wadenbein und dem Fuß. Es teilt sich in das obere und das untere Sprunggelenk.

Welche Gelenkform ist das obere Sprunggelenk?

6.12 Sprunggelenk

Das obere **Sprunggelenk** ist ein **Scharniergelenk.** Es erlaubt eine Hebung und Senkung des Fußrückens. Das untere Sprunggelenk erlaubt die **Pronation** und **Supination** des Fußes.

6 Knochen, Gelenke, Muskeln und Bewegungsapparat

6.13 Skelettmuskulatur

Die Skelettmuskulatur besitzt einen typischen Aufbau. Dabei ist der Muskel über Sehnen mit dem Knochen verbunden.

Beschriften Sie → Abb. 6.8.

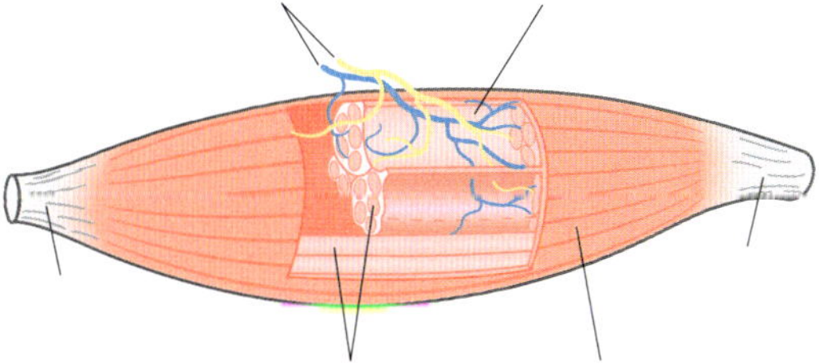

Abb. 6.8 Aktiver Bewegungsapparat [L231]

6.13 Skelettmuskulatur

Skelettmuskeln stellen den aktiven Bewegungsapparat dar und sind **willkürlich** innerviert (→ Abb. 6.9). Sie halten unsere Körperspannung und führen Bewegungen des passiven Bewegungsapparats aus. Die Koordination dieser Bewegungen wird über das **zentrale Nervensystem** gesteuert.

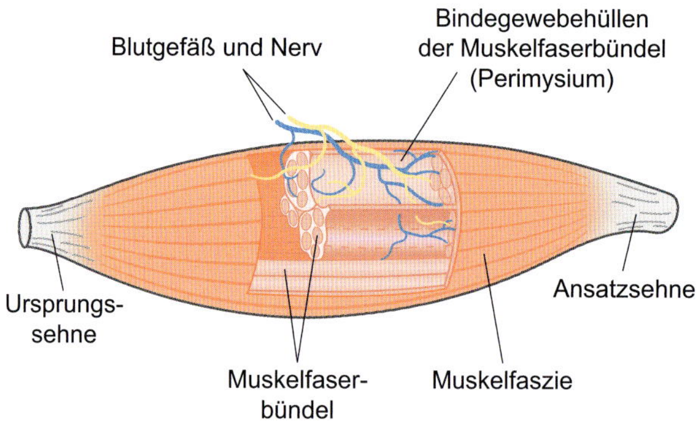

Abb. 6.9 Aktiver Bewegungsapparat [L231]

6 Knochen, Gelenke, Muskeln und Bewegungsapparat

6.14 Schädelknochen

Der Schädel teilt sich in Hirn- und Gesichtsschädel auf. Bei einer Gewalteinwirkung auf den Kopf kann es zu Frakturen dieser Knochen kommen.

Beschriften Sie die Knochen des Gehirn- und Gesichtsschädels (→ Abb. 6.10).

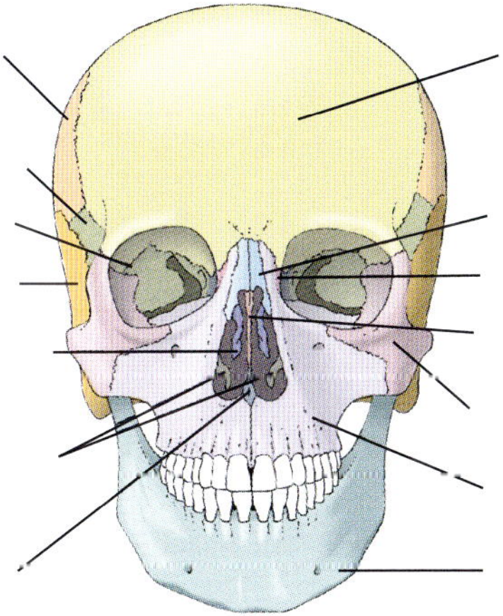

Abb. 6.10 Knochen des Gehirn- und Gesichtsschädels [L190]

6.14 Schädelknochen (→ Abb. 6.11)

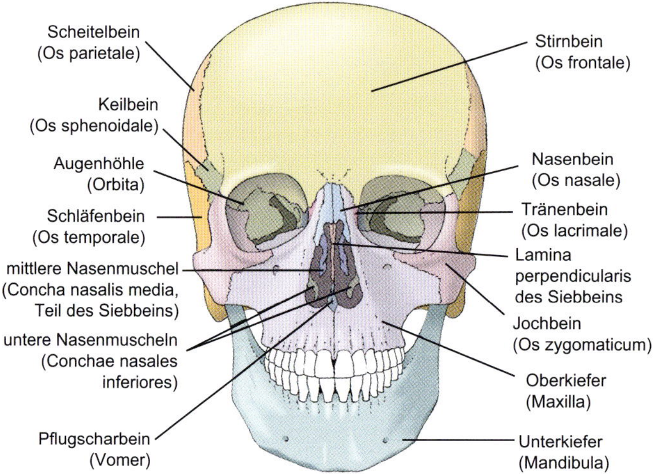

Abb. 6.11 Knochen des Gehirn- und Gesichtsschädels [L190]

6 Knochen, Gelenke, Muskeln und Bewegungsapparat

6.15 Schädelbasisknochen

Durch die Schädelbasis treten verschiedene Strukturen des Gehirns in die Peripherie hindurch.

Beschriften Sie die Schädelbasis (→ Abb. 6.12).

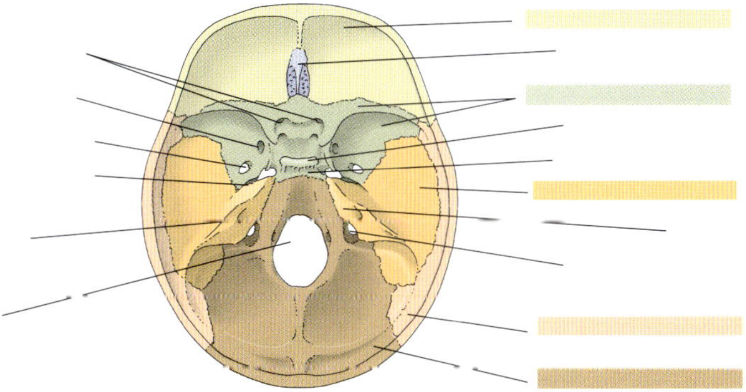

Abb. 6.12 Schädelbasis [L190]

6.15 Schädelbasisknochen (→ Abb. 6.13)

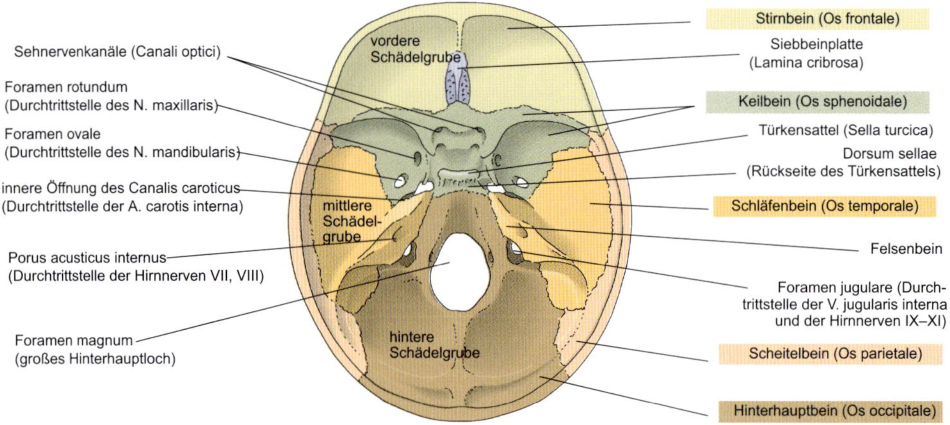

Abb. 6.13 Schädelbasis [L190]

6 Knochen, Gelenke, Muskeln und Bewegungsapparat

6.16 Wirbelsäule: Abschnitte

Nennen Sie die Abschnitte der Wirbelsäule mit der jeweiligen Anzahl der Wirbel.

Geben Sie die jeweilige Wirbelsäulenkrümmung mit an.

6.16 Wirbelsäule: Abschnitte

1. **Halswirbelsäule:** C1–C7 (Vertebrae cervicales). Krümmung: Halslordose. Besitzt kleine Wirbelkörper und platte Querfortsätze mit einem Loch für die Wirbelarterie (A. vertebralis). Der Dornfortsatz des siebten Halswirbels ist gut zu tasten (Vertebra prominens). Die HWS ermöglicht die Bewegungen: Beugung, Streckung und Drehung. Der Spinalkanal besitzt einen großen Durchmesser.
2. **Brustwirbelsäule:** Th1–Th12 (Vertebrae thoracicae). Krümmung: Brustkyphose. Hat große Wirbelkörper und einen kleineren Spinalkanal. Gelenkflächen an Wirbelkörpern und Querfortsätzen bilden eine Verbindung zu den Rippen. Bewegungen: Seit- und Drehbewegungen.
3. **Lendenwirbelsäule:** L1–L5 (Vertebrae lumbales). Krümmung: Lendenlordose. Besitzt die größten Wirbelkörper. Der Spinalkanal ist klein und leicht dreieckig ausgeformt.
4. **Kreuzbein** (Os sacrum): Sakralkyphose
5. **Steißbein**

6 Knochen, Gelenke, Muskeln und Bewegungsapparat

6.17 Halswirbelsäule

Die Halswirbel bilden anatomische Besonderheiten gegenüber den übrigen Wirbeln.

Beschreiben Sie drei dieser Besonderheiten.

6.17 Halswirbelsäule

- Die **Wirbel** der Halswirbelsäule besitzen Durchtrittsstellen für die Vertebralgefäße (A. vertebralis).
- Zwischen erstem und zweitem **Halswirbel** befindet sich keine Bandscheibe.
- An ihnen befindet sich der Zahn des **Axis** (Dens axis).
- Die Durchtrittsstelle des Dens axis liegt im **Atlas.**
- Der siebte Halswirbel ist besonders gut zu tasten.

6 Knochen, Gelenke, Muskeln und Bewegungsapparat

6.18 Wirbelkörper

Beschriften Sie die Strukturen eines Wirbelkörpers (→ Abb. 6.14).

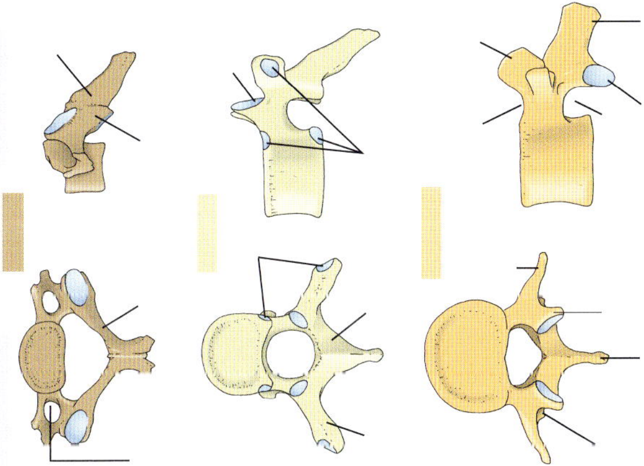

Abb. 6.14 Wirbelkörper [L190]

6.18 Wirbelkörper (→ Abb. 6.15)

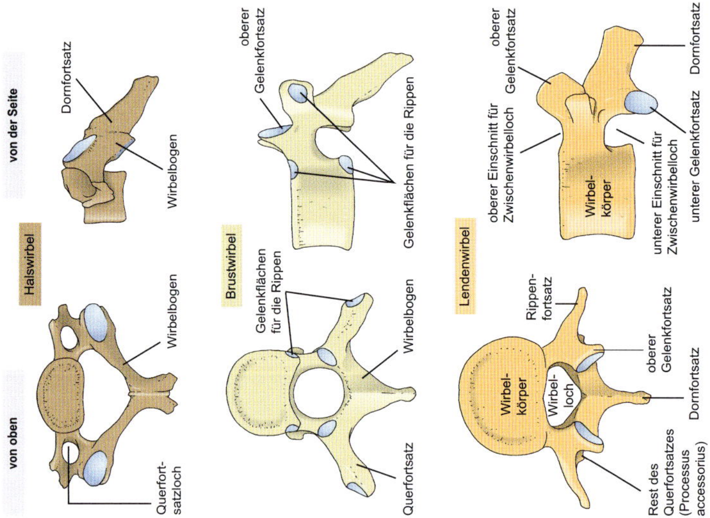

Abb. 6.15 Wirbelkörper [L190]

6 Knochen, Gelenke, Muskeln und Bewegungsapparat

6.19 Thorax

Ergänzen Sie die fehlenden Begriffe.

Der Thorax besteht aus __________ Rippen, von denen __________ als echte Rippen direkt mit dem Brustbein verbunden sind. Über einen Rippenbogen sind __________ mit dem Brustbein verbunden und __________ Rippen haben keine Verbindung zum Brustbein.
Der Bereich zwischen zwei Rippen wird als __________ bezeichnet (ICR). Dieser gibt einen Orientierungspunkt zur Lage des Herzens oder bei der Punktion zur Thoraxentlastung. Der erste __________ befindet sich zwischen erster und zweiter Rippe.

ICR, Interkostalraum, 2, 3, 7, 12

6.19 Thorax

Der Thorax besteht aus 12 Rippen, von denen 7 als echte Rippen direkt mit dem Brustbein verbunden sind. Über einen Rippenbogen sind 3 mit dem Brustbein verbunden und 2 Rippen haben keine Verbindung zum Brustbein.
Der Bereich zwischen zwei Rippen wird als Interkostalraum bezeichnet (ICR). Dieser gibt einen Orientierungspunkt zur Lage des Herzens oder bei der Punktion zur Thoraxentlastung. Der erste ICR befindet sich zwischen erster und zweiter Rippe.

6 Knochen, Gelenke, Muskeln und Bewegungsapparat

6.20 Schulter

Ergänzen Sie die fehlenden Begriffe.

Der Schultergürtel bildet die Verbindung zwischen der oberen Extremität und dem Rumpf. Er besteht aus dem __________ und dem __________. Das Schulterblatt ist ein __________ Knochen.

Platter, Schlüsselbein (Clavicula), Schulterblatt (Scapula)

6.20 Schulter

Der Schultergürtel bildet die Verbindung zwischen der oberen Extremität und dem Rumpf. Er besteht aus dem Schulterblatt (Scapula) und dem Schlüsselbein (Clavicula). Das Schulterblatt ist ein platter Knochen.

6 Knochen, Gelenke, Muskeln und Bewegungsapparat

6.21 Becken

Das Becken stellt eine besonders stabile Knochenstruktur dar, die nur bei sehr großer Krafteinwirkung frakturiert. Diese Frakturen sind häufig sehr gefährlich, da sie zu massiven Einblutungen führen können.

Benennen Sie die Knochen des Beckenrings.

6.21 Becken

- Kreuzbein (Os sacrum)
- Schambein (Os pubis)
- Darmbein (Os ilium) mit Darmbeinschaufel
- Sitzbein (Os ischii)

Die **Beckenknochen** sind ringförmig zusammengeschlossen und bilden den **Beckenring.** Gut zu tasten, ist ventral der vordere obere **Darmbeinstachel** (Spina iliaca anterior superior) und dorsal der untere hintere Darmbeinstachel (Spina iliaca posterior inferior). Das Becken selbst verbindet den Rumpf mit den unteren Extremitäten.

6 Knochen, Gelenke, Muskeln und Bewegungsapparat

6.22 Untere Extremitäten

Am Beckengelenk beginnen die unteren Extremitäten. Über ein Kugelgelenk artikulieren die Oberschenkelknochen (Femur).

Beschriften Sie → Abb. 6.16.

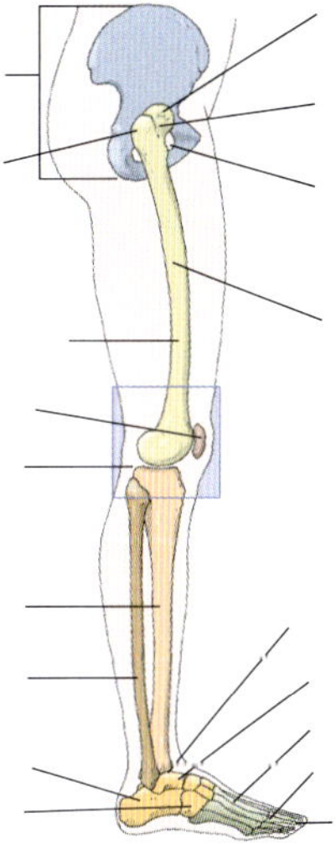

Abb. 6.16 Untere Extremitäten, Oberschenkelgelenk [L190]

6.22 Untere Extremitäten (→ Abb. 6.17)

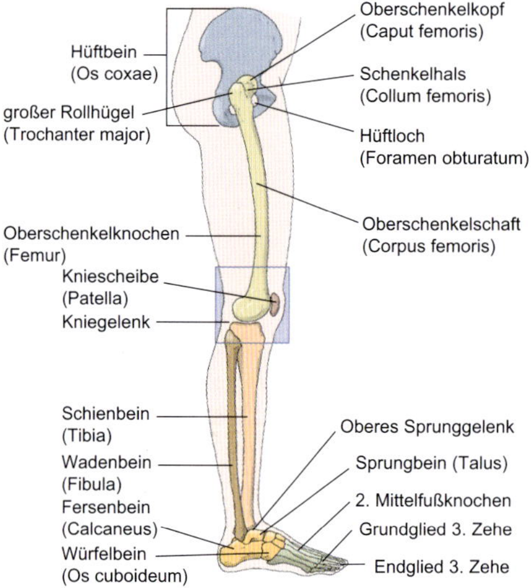

Abb. 6.17 Untere Extremitäten, Oberschenkelgelenk [L190]

7 Haut

7.1 Aufbau der Haut

Der Aufbau der Haut ist dreischichtig. In diesen drei Schichten befinden sich spezifische Strukturen.

Beschriften Sie → Abb. 7.1.

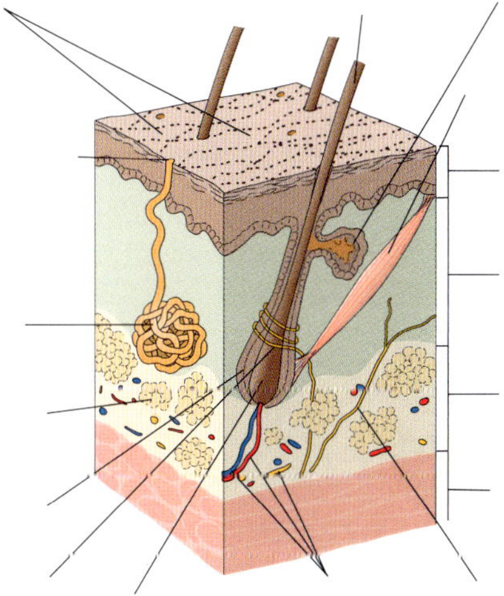

Abb. 7.1 Haut [L190]

7.1 Aufbau der Haut

Die **Haut** ist das größte Organ des menschlichen Körpers (→ Abb. 7.2). Sie umhüllt den **Organismus** und bildet eine Schranke zur Umwelt. Sie übernimmt verschiedene wichtige Funktionen. Bei größeren Verletzungen der Haut sind diese Funktionen gestört oder können nicht mehr wahrgenommen werden.

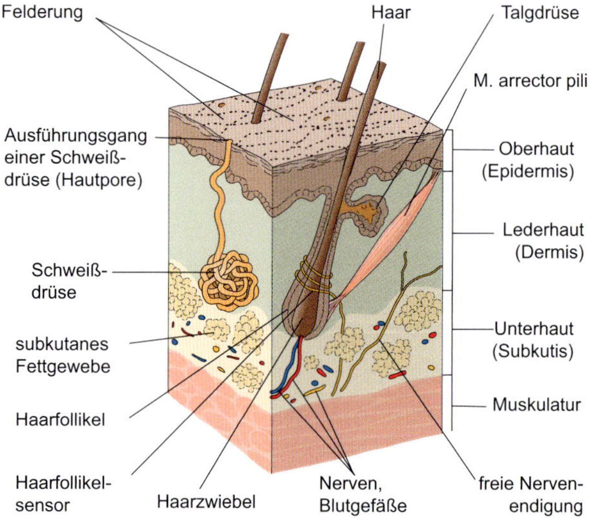

Abb. 7.2 Haut [L190]

7 Haut

7.2 Aufgaben der Haut

Die Haut ist das größte menschliche Organ. Die Oberfläche beträgt je nach Körpergröße und Statur 1,5–2 m^2.

Nennen Sie fünf Aufgaben bzw. Funktionen der Haut.

7.2 Aufgaben der Haut

- Sinnesorgan: Aufnahme von Tastempfindung, Vibration, Schmerz und Temperatur
- Energiespeicher durch subkutanes Fettgewebe
- Isolation vor Kälte und Wärme (subkutanes Fettgewebe)
- Infektionsschutz
- Regulation der Körpertemperatur über die Hautdurchblutung und Verdunstungskälte bei der Schweißbildung
- Vitamin-D-Bildung
- Schutz vor mechanischen Einflüssen

7 Haut

7.3 Oberhaut (Epidermis)

Die Oberhaut (Epidermis) führt keine eigenen Blutgefäße. In ihr befinden sich die Pigmentzellen, welche der Haut die Färbung geben.

Aus welchem Gewebe besteht die Epidermis?

7.3 Oberhaut (Epidermis)

Die **Epidermis** besteht aus mehrschichtig verhorntem **Plattenepithel,** das als derbe Schutzschicht der Haut dient. Die Ernährung der Epidermis erfolgt aus den Blutgefäßen der Lederhaut über passive Transportvorgänge.

7 Haut

7.4 Lederhaut (Corium)

Die Lederhaut wird aus elastischen Bindegewebsfasern mit kollagenen Faserbündeln gebildet. Dies verleiht ihr eine hohe mechanische Schutzfunktion.

Wie heißen die Berührungsrezeptoren, die sich in der Lederhaut befinden und für das Tastempfinden verantwortlich sind?

7.4 Lederhaut (Corium)

Die Berührungsrezeptoren heißen **Meißner-Tastkörperchen** und vermitteln die aufgenommenen Reize weiter an das ZNS. Je nach Region befindet sich eine größere Anzahl dieser Tastkörperchen in einem Hautareal, z. B. in den Fingerbeeren.

7 Haut

7.5 Temperaturregulation

Ergänzen Sie die fehlenden Begriffe.

Das Zentrum zur Regulation der Temperatur befindet sich im ___________. Hier werden die Informationen der inneren und äußeren ___________ verarbeitet und über verschiedene Mechanismen wird die Temperatur möglichst konstant gehalten. Der Normbereich bewegt sich von ___________ bis ___________. Muskelkontraktionen, Kältezittern und eine gesteigerte ___________ führen zur Wärmeproduktion. Die Gefäßweite und die ___________ nehmen Einfluss auf die Wärmeabgabe. Ab einer Temperatur von weniger als ___________ spricht man von Hypothermie, ab ___________ von Fieber.

Stoffwechselaktivität, Schweißproduktion, Hypothalamus, Thermorezeptoren, 35,0 °C, 36,5 °C, 37,5 °C, 38,0 °C

7.5 Temperaturregulation

Das Zentrum zur Regulation der Temperatur befindet sich im Hypothalamus. Hier werden die Informationen der inneren und äußeren Thermorezeptoren verarbeitet und über verschiedene Mechanismen wird die Temperatur möglichst konstant gehalten. Der Normbereich bewegt sich von 36,5 °C bis 37,5 °C. Muskelkontraktionen, Kältezittern und eine gesteigerte Stoffwechselaktivität führen zur Wärmeproduktion. Die Gefäßweite und die Schweißproduktion nehmen Einfluss auf die Wärmeabgabe. Ab einer Temperatur von weniger als 35,0 °C spricht man von Hypothermie, ab 38,0 °C von Fieber.

7 Haut

7.6 Verbrennungstiefe

Erklären Sie anatomisch die Gradeinteilung bei Brandverletzungen (→ Abb. 7.3).

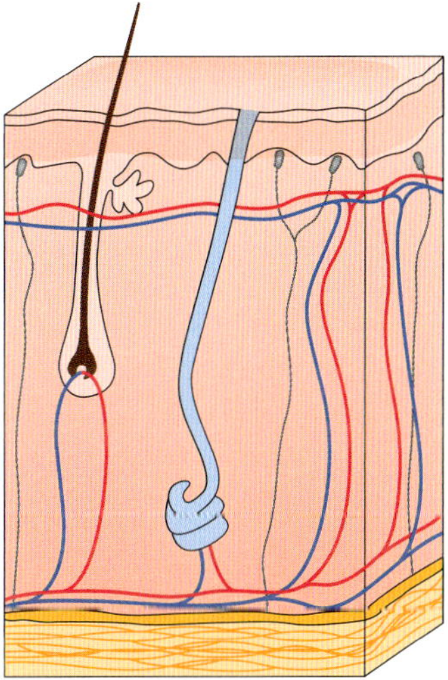

Abb. 7.3 Aufbau der Haut [L231]

7.6 Verbrennungstiefe (→ Abb. 7.4)

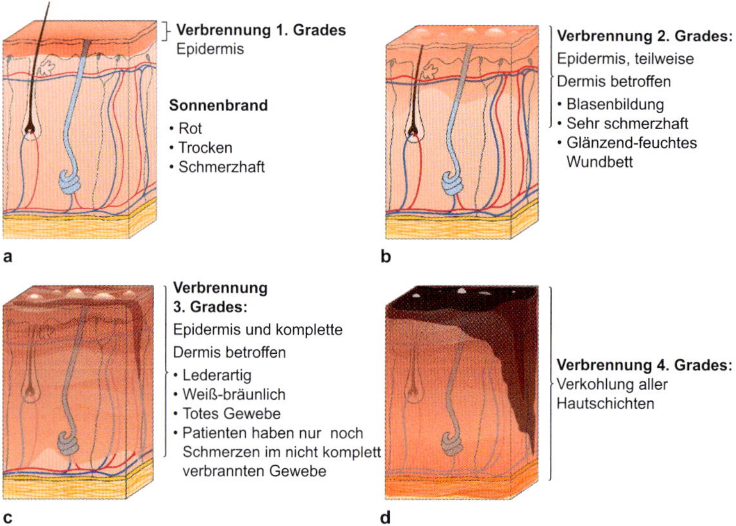

Abb. 7.4 Schematische Darstellung der Verbrennungstiefe [L231]

8 Nervensystem

8.1 Das Nervensystem

Ergänzen Sie die fehlenden Begriffe.

Anatomisch besteht das zentrale Nervensystem aus _________ und _________. Zum peripheren Nervensystem zählen 12 _________ und 31 _________. Das _________ Nervensystem ist für die Willkürmotorik zuständig. Das _________ Nervensystem steuert alle unwillkürlichen Leistungen der Organsysteme und wird deshalb auch als autonomes Nervensystem bezeichnet. Sensoren nehmen Veränderungen wahr und übermitteln diese über _________ Fasern zum ZNS. Dort werden die Informationen verarbeitet und über _________ Fasern (vom ZNS wegführend) an die entsprechenden Organsysteme geleitet.

Spinalnervenpaare, Gehirn, efferente, somatische, Rückenmark, Hirnnervenpaare, vegetative, afferente

8.1 Das Nervensystem

Anatomisch besteht das zentrale Nervensystem aus Gehirn und Rückenmark. Zum peripheren Nervensystem zählen 12 Hirnnervenpaare und 31 Spinalnervenpaare. Das somatische Nervensystem ist für die Willkürmotorik zuständig. Das vegetative Nervensystem steuert alle unwillkürlichen Leistungen der Organsysteme und wird deshalb auch als autonomes Nervensystem bezeichnet. Sensoren nehmen Veränderungen wahr und übermitteln diese über afferente Fasern zum ZNS. Dort werden die Informationen verarbeitet und über efferente Fasern (vom ZNS wegführend) an die entsprechenden Organsysteme geleitet.

8 Nervensystem

8.2 Neurotransmitter

Ergänzen Sie die fehlenden Begriffe.

Neurotransmitter sind überall im __________ von großer Bedeutung für die Verarbeitung von Informationen. Sie spielen bei der __________ aller Organfunktionen eine Rolle, sind also für unser gesamtes körperliches und seelisches Wohlbefinden sehr wichtig. Ein Ungleichgewicht, ein Mangel oder die Wirkungslosigkeit von Neurotransmittern können zu Erkrankungen im ZNS, wie z. B. dem __________ oder einer __________, führen. Im peripheren Nervensystem kann es zu Störungen der neuromuskulären Übertragung, wie bei der __________, führen. Unter die klassischen Neurotransmitter fallen Noradrenalin, Dopamin, Serotonin und __________.

Acetylcholin, Myasthenie, Nervensystem, Steuerung, Parkinson-Syndrom, Depression

8.2 Neurotransmitter

Neurotransmitter sind überall im Nervensystem von großer Bedeutung für die Verarbeitung von Informationen. Sie spielen bei der Steuerung aller Organfunktionen eine Rolle, sind also für unser gesamtes körperliches und seelisches Wohlbefinden sehr wichtig. Ein Ungleichgewicht, ein Mangel oder die Wirkungslosigkeit von Neurotransmittern können zu Erkrankungen im ZNS, wie z.B. dem Parkinson-Syndrom oder einer Depression, führen. Im peripheren Nervensystem kann es zu Störungen der neuromuskulären Übertragung, wie bei der Myasthenie, kommen. Unter die klassischen Neurotransmitter fallen Noradrenalin, Dopamin, Serotonin und Acetylcholin.

8 Nervensystem

8.3 Exzitatorische Neurotransmitter

Welcher der nachfolgend genannten Stoffe gehört zu den exzitatorischen Neurotransmittern?

A Glycin
B Dobutamin
C Glutamat
D Glyceroltrinitrat
E Gamma-Amino-Buttersäure

8.3 Exzitatorische Neurotransmitter

Richtige Antwort: C.

Glutamat ist ein exzitatorischer (erregender) **Neurotransmitter** im ZNS. Es bindet an den **NMDA-Rezeptor** und führt durch den Einstrom von Natrium- und Kalziumionen zu einer Depolarisation der Postsynapse. Dieser Effekt wird medikamentös durch Esketamin gehemmt. Exzitatorische Neurotransmitter kommen im gesamten ZNS vor und haben eine extrem starke und schnelle Wirksamkeit.

8 Nervensystem

8.4 Inhibitorische Neurotransmitter

Welcher der folgenden Stoffe gehört zu den inhibitorischen Neurotransmittern?

A Gamma-Amino-Buttersäure
B Noradrenalin
C Adrenalin
D Acetylcholin
E Glutamat

8.4 Inhibitorische Neurotransmitter

Richtige Antwort: A.

Die **Gamma-Amino-Buttersäure** (GABA) gehört zu den inhibitorischen (hemmenden) Neurotransmittern im ZNS. GABA bindet an den **GABA-Rezeptor** und führt zu einem Chloridionen-Einstrom und damit zu einer Hyperpolarisation der Postsynapse. Die Gabe von **Benzodiazepinen** unterstützt den GABAergen Effekt.

8 Nervensystem

8.5 Das Gehirn: Aufbau

Benennen Sie die farbigen Anteile sowie die nummerierten und durch Pfeile gekennzeichneten Strukturen (→ Abb. 8.1).

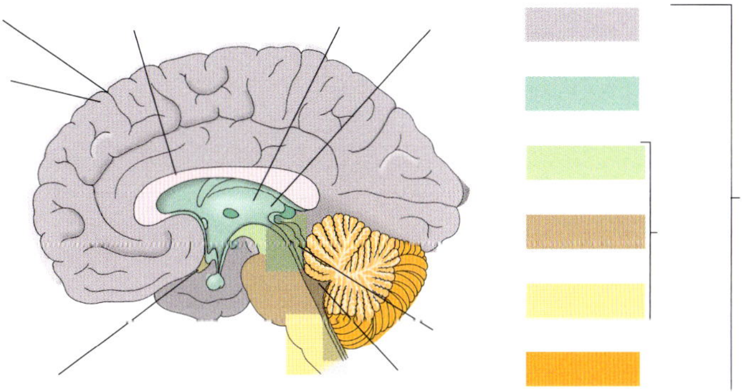

Abb. 8.1 Sagittalschnitt durch das Gehirn [L190]

8.5 Das Gehirn: Aufbau (→ Abb. 8.2)

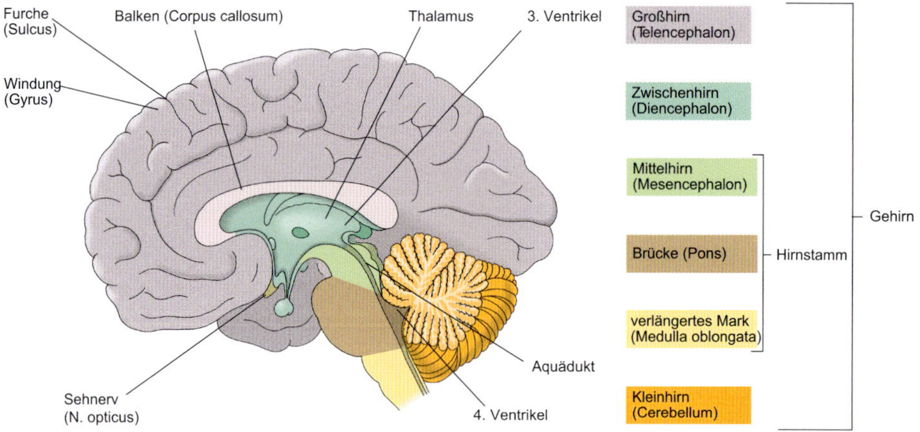

Abb. 8.2 Sagittalschnitt durch das Gehirn [L190]

8 Nervensystem

8.6 Lebenswichtige Regelzentren

Ergänzen Sie die fehlenden Begriffe.

Die Koordination und Aufrechterhaltung lebenswichtiger Funktionen werden durch einen netzartigen Komplex von grauer Substanz gebildet, der als ____________ bezeichnet wird und sich durch den gesamten __________ zieht. Hierzu zählen das ____________, das Herz-Kreislauf-Zentrum sowie das Brechzentrum, das auch als ____________ bezeichnet wird. Neben weiteren Reflexzentren für Husten, Niesen und _____________ ist das Weckzentrum von großer Bedeutung. Es wird als aufsteigendes retikuläres aktivierendes System, kurz ____________, bezeichnet. Bei Aktivierung wird über den Thalamus das Großhirn in einen hellwachen Zustand versetzt. Bei Schädigung bzw. medikamentöser Hemmung, z. B. durch _____________, kann ein dauerhaftes Koma bzw. eine Sedierung hervorgerufen werden.

ARAS, Atemzentrum, Schlucken, Formatio reticularis, Hirnstamm, Benzodiazepine, Area postrema

8.6 Lebenswichtige Regelzentren

Die Koordination und Aufrechterhaltung lebenswichtiger Funktionen werden durch einen netzartigen Komplex von grauer Substanz gebildet, der als Formatio reticularis bezeichnet wird und sich durch den gesamten Hirnstamm zieht. Hierzu zählen das Atemzentrum, das Herz-Kreislauf-Zentrum sowie das Brechzentrum, das auch als Area postrema bezeichnet wird. Neben weiteren Reflexzentren für Husten, Niesen und Schlucken ist das Weckzentrum von großer Bedeutung. Es wird als **A**ufsteigendes **R**etikuläres **A**ktivierendes **S**ystem, kurz ARAS, bezeichnet. Bei Aktivierung wird über den Thalamus das Großhirn in einen hellwachen Zustand versetzt. Bei Schädigung bzw. medikamentöser Hemmung, z. B. durch Benzodiazepine, kann ein dauerhaftes Koma bzw. eine Sedierung hervorgerufen werden.

8 Nervensystem

8.7 Pyramidenbahn

Erklären Sie anatomisch, warum es bei einem Schlaganfall der rechten Hirnhälfte zu einer Lähmung der linken Körperhälfte kommt.

8.7 Pyramidenbahn

Im **Gyrus praecentralis,** dem primär motorischen Rindenfeld, wird der Befehl zur Bewegung gegeben. Die Nervenfasern ziehen dann als Pyramidenbahn durch die Capsula interna Richtung Rückenmark. In der **Medulla oblongata** des Hirnstamms kreuzen über 80 % der Pyramidenbahnfasern zur Gegenseite **(Pyramidenbahnkreuzung)** und ziehen dann als **Tractus corticospinalis lateralis** (Pyramidenseitenstrang) weiter zu den Motoneuronen im Rückenmark (→ Abb. 8.3).

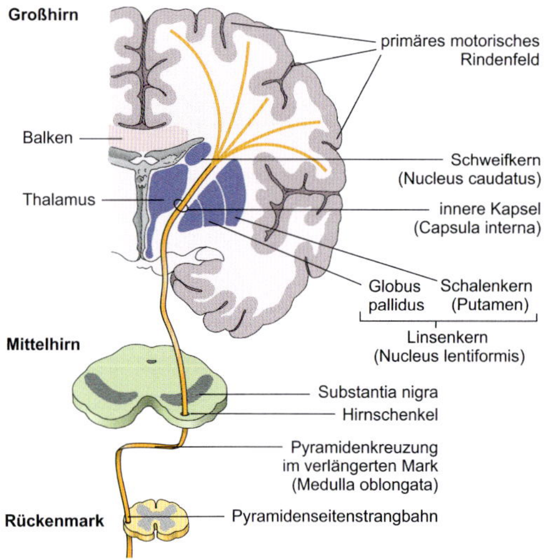

Abb. 8.3 Verlauf der Pyramidenbahn [L190]

8 Nervensystem

8.8 Hirnnerven

Nennen Sie zu jedem Feld den/die verantwortlichen Hirnnerven mit der entsprechenden Funktion (→ Abb. 8.4).

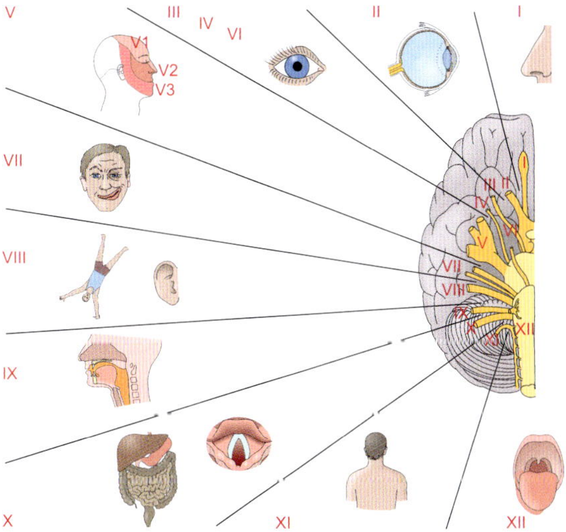

Abb. 8.4 Übersicht über die zwölf Hirnnerven und ihre Funktionen [L190]

8.8 Hirnnerven (→ Abb. 8.5)

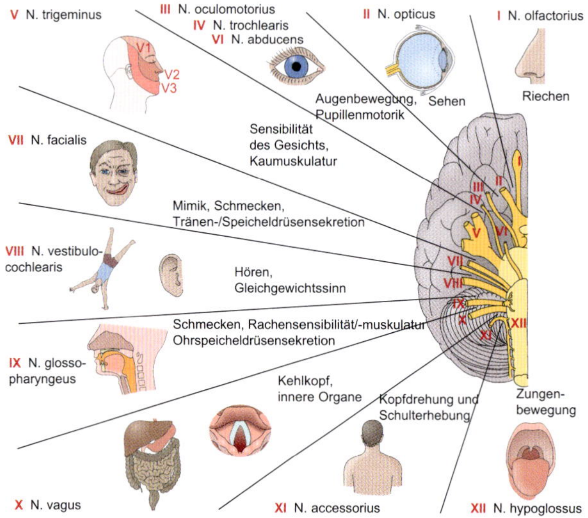

Abb. 8.5 Übersicht über die zwölf Hirnnerven und ihre Funktionen [L190]

8 Nervensystem

8.9 Sensorische Hirnnerven

Die Hirnnerven werden nach ihrer Funktion eingeteilt in sensorische Hirnnerven, willkürmotorische Hirnnerven und gemischte Hirnnerven. Sensorische Hirnnerven leiten die Empfindungen von den Sinnesorganen zum Gehirn.

Welcher der nachfolgend genannten Hirnnerven gehört zur Gruppe der sensorischen Hirnnerven?

A XII. Hirnnerv
B X. Hirnnerv
C IV. Hirnnerv
D III. Hirnnerv
E VIII. Hirnnerv

8.9 Sensorische Hirnnerven

Richtige Antwort: E.

Der **VIII. Hirnnerv** (N. vestibulocochlearis) gehört zu den sensorischen Hirnnerven. Er leitet die Informationen vom Gleichgewichts- und dem Hörorgan im Innenohr weiter.

8 Nervensystem

8.10 Der längste Hirnnerv

Welches ist der längste Hirnnerv?

A N. hypoglossus
B N. vagus
C N. olfactorius
D N. trigeminus
E N. facialis

8.10 Der längste Hirnnerv

Richtige Antwort: B.

Der **N. vagus** ist der X. Hirnnerv. Sein Name bedeutet übersetzt „umherschweifender Nerv". Er ist der Hauptnerv des parasympathischen Nervensystems und zieht von der Medulla oblongata durch den ganzen Körper bis zur **linken Kolonflexur** des Dickdarms, dem Cannon-Böhm-Punkt. Der N. vagus innerviert Kehlkopf- und Rachenmuskulatur, Herz, Lunge sowie den Magen-Darm-Trakt.

8 Nervensystem

8.11 Pupillenreflex

Wie funktioniert der Pupillenreflex? Beschriften Sie → Abb. 8.6.

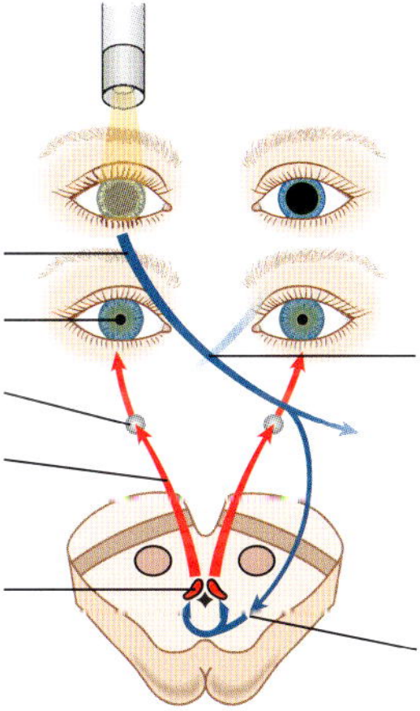

Abb. 8.6 Pupillenreflex [T873, L106]

8.11 Pupillenreflex (→ Abb. 8.7)

Wird die Pupille eines Auges beleuchtet, verengen sich sowohl die Pupille des beleuchteten als auch des nicht beleuchteten Auges. Dies bezeichnet man als **direkte bzw. indirekte Lichtreaktion.** Licht gelangt über den **N. opticus** (Sehnerv) als afferente Struktur zur Sehbahn. Ein Teil der Fasern verlässt die Sehbahn und zieht zum **Mesencephalon** (Mittelhirn). Dort werden die Fasern verschaltet und ziehen zum **Ncl. accessorius des N. oculomotorius (Edinger-Westphal-Kern)** beider Seiten. Dort entspringen efferente, parasympathische Fasern und führen über den **N. oculomotorius** zur Engstellung der Pupille (Miosis). Bei einer Hirndrucksymptomatik wird der N. oculomotorius im Tentoriumschlitz eingeklemmt und gelähmt. Dies ist erkennbar an einer weiten Pupille auf der betroffenen Seite und wird als **Anisokorie** (Pupillendifferenz) bezeichnet.

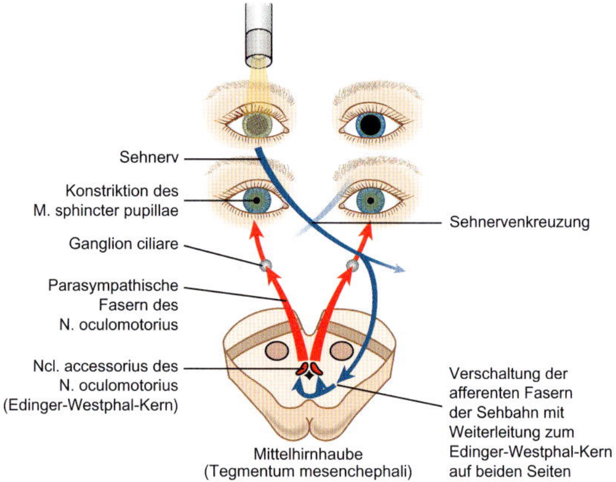

Abb. 8.7 Pupillenreflex [T873, L106]

8 Nervensystem

8.12 Wirkung von Sympathikus und Parasympathikus

Nennen Sie zu jedem Organ die entsprechende Wirkung von Sympathikus bzw. Parasympathikus (→ Tab. 8.1).

Organ	Sympathikus	Parasympathikus
Pupille		
Herz (Herzfrequenz)		
Bronchien		
Speicheldrüsen		
Verdauungsdrüsen		
Muskelgefäße		
Haut-/Schleimhautgefäße		

Tab. 8.1 Wirkung von Sympathikus und Parasympathikus

8.12 Wirkung von Sympathikus und Parasympathikus (→ Tab. 8.2)

Organ	Sympathikus	Parasympathikus
Pupille	Mydriasis (Erweiterung)	Miosis (Verengung)
Herz (Herzfrequenz)	Tachykardie	Bradykardie
Bronchien	Bronchodilatation	Bronchokonstriktion
Speicheldrüsen	Mundtrockenheit	Speichelfluss
Verdauungsdrüsen	Sekretionsminderung	Sekretionsförderung
Muskelgefäße	Vasodilatation	Keine Wirkung bekannt
Haut-/Schleimhautgefäße	Vasokonstriktion	Keine Wirkung bekannt

Tab. 8.2 Wirkung von Sympathikus und Parasympathikus

8 Nervensystem

8.13 Vegetatives Nervensystem: Leitungsbahnen

Beschriften Sie die Neurone, Neurotransmitter und Rezeptoren von Sympathikus und Parasympathikus (→ Abb. 8.8).

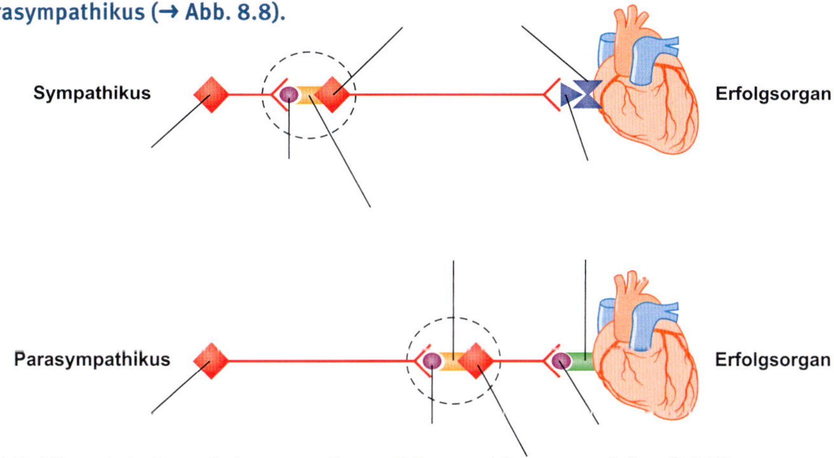

Abb. 8.8 Efferente Leitungsbahnen von Sympathikus und Parasympathikus [L190]

8.13 Vegetatives Nervensystem: Leitungsbahnen (→ Abb. 8.9)

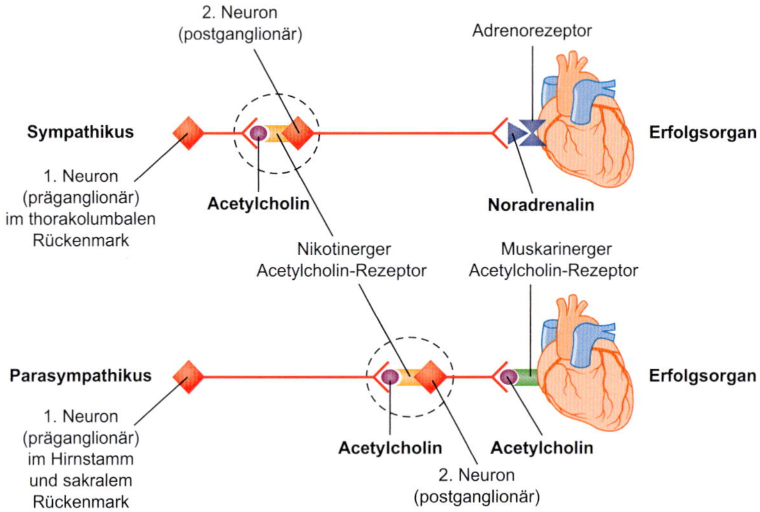

Abb. 8.9 Efferente Leitungsbahnen von Sympathikus und Parasympathikus [L190]

8 Nervensystem

8.14 Innervation der Schweißdrüsen

Eine typische Sympathikusreaktion ist die Aktivierung der Schweißdrüsenproduktion.

Erklären Sie mit Nennung des Neurotransmitters und Rezeptors die synaptische Übertragung an den Schweißdrüsen.

8.14 Innervation der Schweißdrüsen

Schwitzen ist eine natürliche Reaktion des Körpers bei körperlicher Erregung, Anspannung oder Stress. Die Produktion der Schweißdrüsen wird durch den **Sympathikus** aktiviert. An der postganglionären Synapse wird normalerweise der Neurotransmitter Noradrenalin freigesetzt, der Adrenozeptoren am Erfolgsorgan stimuliert.
Schweißdrüsen stellen eine Ausnahme dar. Sie werden vom Sympathikus durch **Acetylcholin** über **muskarinerge Acetylcholinrezeptoren** stimuliert.

8 Nervensystem

8.15 Hirnhäute

Benennen Sie die gekennzeichneten Strukturen im Sagittalschnitt durch Schädelknochen und Hirnhautregion (→ Abb. 8.10).

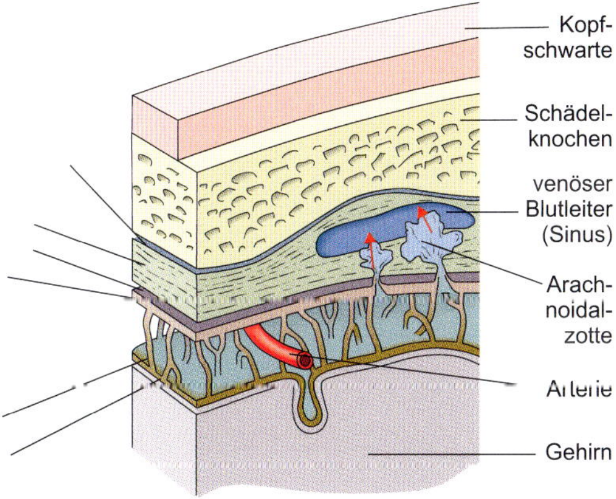

Abb. 8.10 Schnitt durch Schädelknochen und Hirnhautregion [L190]

8.15 Hirnhäute (→ Abb. 8.11)

Die **Dura mater (harte Hirnhaut)** besteht aus zwei Durablättern und liegt der Schädelkalotte von innen eng an. Der **Epiduralraum** entsteht meist nur bei Raumforderungen, wie einem epiduralen Hämatom. Der **Subduralraum** ist sehr schmal und wird von Brückenvenen durchkreuzt. Zwischen der **Arachnoidea (Spinnwebshaut)** und der **Pia mater (weiche Hirnhaut),** die mit der Hirnoberfläche verbunden ist, befindet sich der mit Liquor gefüllte **Subarachnoidalraum.**

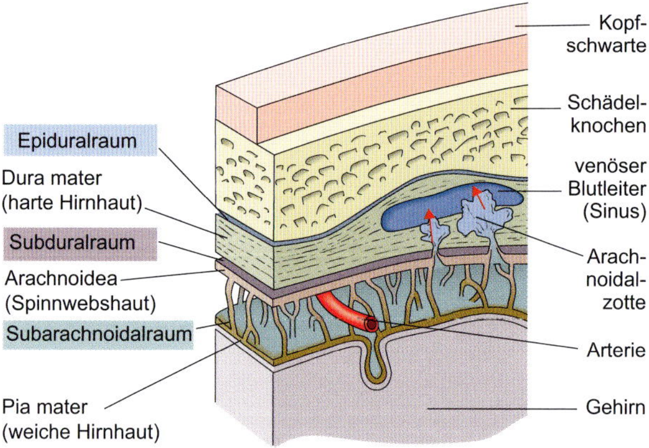

Abb. 8.11 Schnitt durch Schädelknochen und Hirnhautregion [L190]

8 Nervensystem

8.16 Hirnblutungen

Ergänzen Sie die fehlenden Begriffe.

Blutungen innerhalb der Schädelkalotte werden als __________ bezeichnet. Ein Hämatom, das sich zwischen Kalotte und Dura mater bildet, wird __________ genannt. Hierbei kommt es zu einer traumatischen Ruptur der __________. Diese Blutungsform hat die beste Prognose. Meist führt die Ruptur eines Aneurysmas einer Arterie des Circulus arteriosus cerebri (Willisi) zu einer __________. Hierbei blutet es in den mit __________ gefüllten Raum zwischen __________ und __________. Bei einem __________ bildet sich die Blutung zwischen Dura mater und Arachnoidea. Diese Blutungsform entsteht durch den Abriss der __________, die durch diesen extrem schmalen Raum ziehen. Die Prognose dieser Blutungsform ist schlechter. Etwas 15 % der Schlaganfälle machen __________ aus. Hierbei handelt es sich meist um hypertensive Massenblutungen im Bereich der Basalganglien.

intrazerebrale Blutungen, Liquor, Subarachnoidalblutung (SAB), Brückenvenen, epidurales Hämatom, Arachnoidea, intrakranielle Blutungen, subduralen Hämatom, A. meningea (Meningealarterie), Pia mater

8.16 Hirnblutungen

Blutungen innerhalb der Schädelkalotte werden als intrakranielle Blutungen bezeichnet. Ein Hämatom, das sich zwischen Kalotte und Dura mater bildet, wird epidurales Hämatom genannt. Hierbei kommt es zu einer traumatischen Ruptur der A. meningea (Meningealarterie). Diese Blutungsform hat die beste Prognose. Meist führt die Ruptur eines Aneurysmas einer Arterie des Circulus arteriosus cerebri (Willisi) zu einer Subarachnoidalblutung (SAB). Hierbei blutet es in den mit Liquor gefüllten Raum zwischen Arachnoidea und Pia mater. Bei einem subduralen Hämatom bildet sich die Blutung zwischen Dura mater und Arachnoidea. Diese Blutungsform entsteht durch den Abriss der Brückenvenen, die durch diesen extrem schmalen Raum ziehen. Die Prognose dieser Blutungsform ist schlechter. Etwas 15 % der Schlaganfälle machen intrazerebrale Blutungen aus. Hierbei handelt es sich meist um hypertensive Massenblutungen im Bereich der Basalganglien.

8 Nervensystem

8.17 Prüfung der Gesichtsmuskulatur

Die Prüfung der Gesichtsmuskulatur ist eine wichtige Untersuchungsmethode unter „Face" des BE-FAST-Schemas bei Schlaganfallverdacht. Der Patient wird aufgefordert, die Stirn zu runzeln, die Augen fest zusammenzukneifen, die Backen aufzupusten und die Zähne zu zeigen (→ Abb. 8.12a).

Erklären Sie anatomisch, warum bei einem Schlaganfall nur ein „hängender Mundwinkel" vorliegt, Lidschluss und Stirnrunzeln aber möglich sind (→ Abb. 8.12b).

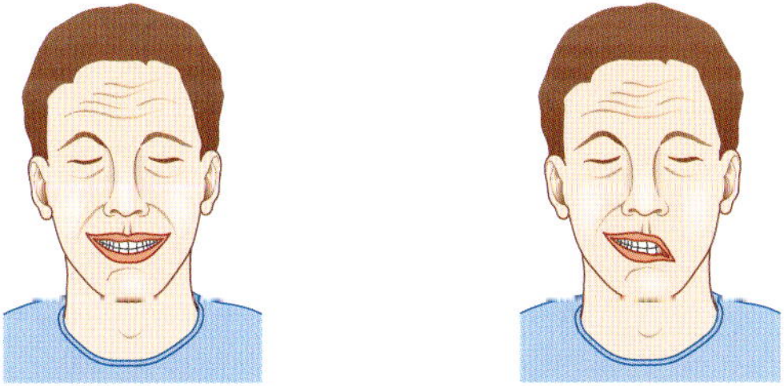

a b

Abb. 8.12 Prüfung der Gesichtsmuskulatur [T873, L126]

8.17 Prüfung der Gesichtsmuskulatur

Bei einer **zentralen fazialen Parese** ist nicht der Nerv oder der Hirnnervenkern betroffen, sondern es liegt eine Schädigung der stimulierenden Neurone im motorischen Kortex oder ihrer Axone in der Capsula interna der Gegenseite vor. Da der Teil des Hirnnervenkerns, der Stirn- und Lidmuskulatur versorgt, von beiden Hirnhälften innerviert wird, kommt es bei einer einseitigen Schädigung nicht zu einem Funktionsausfall der oberen Gesichtsmuskulatur (→ Abb. 8.13c).

Bei einer **peripheren Fazialislähmung** liegt eine Läsion des peripheren Nervs oder des Hirnnervenkerns im Hirnstamm auf gleicher Seite vor. Der Patient kann weder die Stirn runzeln und die Augen zusammenkneifen noch den Mund bewegen (→ Abb. 8.13b). Ursache ist oft eine Virusinfektion.

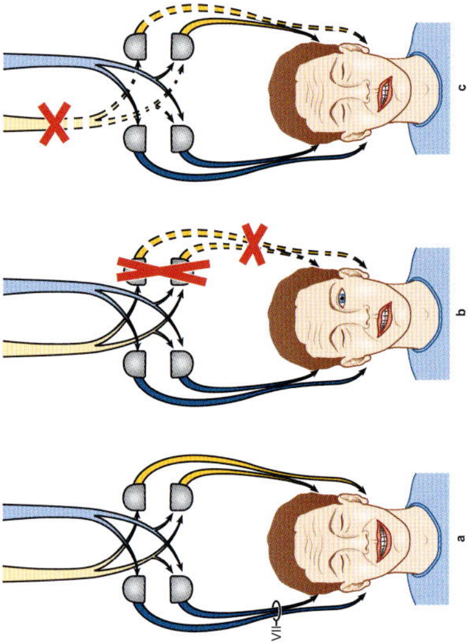

Abb. 8.13 Unterschied in Normalzustand (a), bei peripherer Fazialisparese (b) und zentraler fazialer Parese (c) [T873, L126]

9 Sensibilität und Sinnesorgane

9.1 Aufbau des Auges

Beschriften Sie → Abb. 9.1.

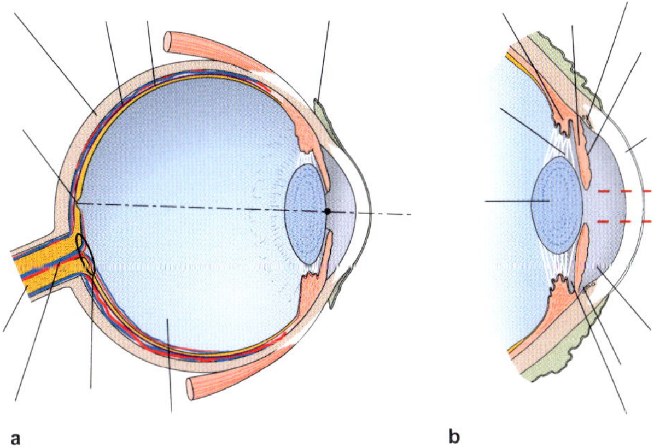

Abb. 9.1 Aufbau des Auges [L190]

9.1 Aufbau des Auges (→ Abb. 9.2)

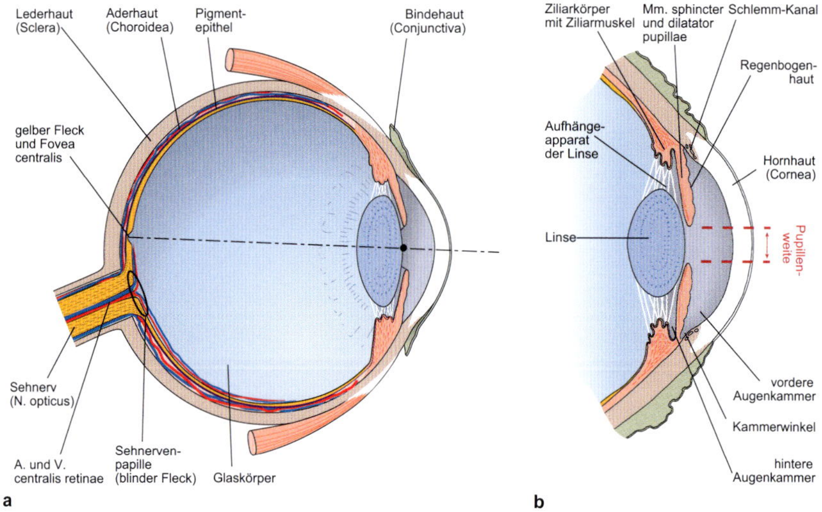

Abb. 9.2 Aufbau des Auges [L190]

9 Sensibilität und Sinnesorgane

9.2 Sehvorgang

Beschreiben Sie den Sehvorgang.

9.2 Sehvorgang

Die aufgenommenen Lichtstrahlen passieren zunächst die **Hornhaut,** das Kammerwasser, die Linse und den **Glaskörper** und fallen dann auf die **Netzhaut** (Retina). **Stäbchen und Zapfen** bilden die Sinneszellen der Netzhaut und erzeugen das Spiegelbild. Beide **Sehnerven** (N. opticus) kreuzen ihre nasalen Fasern an der **Sehnervkreuzung** (Chiasma opticum) zur Gegenseite und laufen als **Sehbahn** (Tractus opticus) weiter. Im **Sehzentrum,** das sich im Hinterhauptslappen (Okzipitallappen) befindet, wird einem das Bild dann bewusst.

9 Sensibilität und Sinnesorgane

9.3 Augeninnendruck

Erklären Sie anatomisch, warum anticholinerge Medikamente, wie Atropin und Butylscopolamin, zu einer Erhöhung des Augeninnendrucks führen können.

9.3 Augeninnendruck

Das Kammerwasser der vorderen Augenkammer dient Linse und Hornhaut zur Ernährung. Der Abfluss erfolgt im Kammerwinkel über den **Schlemm-Kanal.** Durch Aktivierung des **Parasympathikus** kontrahiert sich der **Ciliar-Muskel** und die Linse kugelt sich ab, wodurch ein Sehen im Nahbereich möglich ist. Gleichzeitig öffnet sich der Schlemm-Kanal, was das **Abfließen des Kammerwassers** begünstigt. Die gleichzeitige Kontraktion des M. sphincter pupillae führt zur Engstellung der Pupille **(Miosis).**
Medikamente, die den Parasympathikus hemmen, **Anticholinergika,** führen zu einer entgegengesetzten Reaktion. Der Ciliar-Muskel entspannt, die Linse flacht ab, sodass der Patient in der Nähe **verschwommen** sieht. Der Schlemm-Kanal verengt sich, mit dem Ergebnis, dass der **Augeninnendruck ansteigt.** Ebenso wird die Pupille weit gestellt **(Mydriasis).**

9 Sensibilität und Sinnesorgane

9.4 Aufbau des Ohres

Beschriften Sie
→ Abb. 9.3.

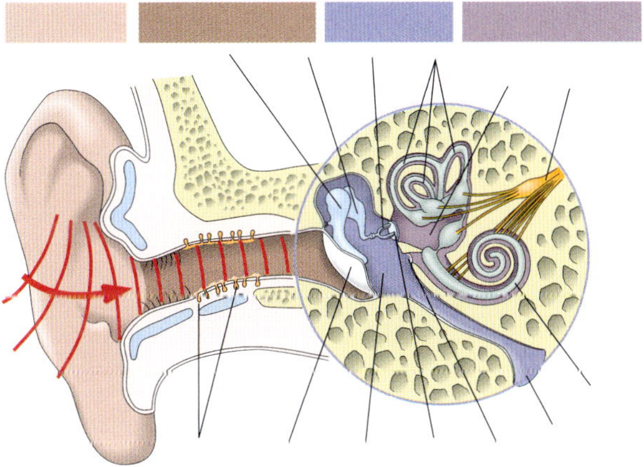

Abb. 9.3 Aufbau Ohr [L190]

9.4 Aufbau des Ohres (→ Abb. 9.4)

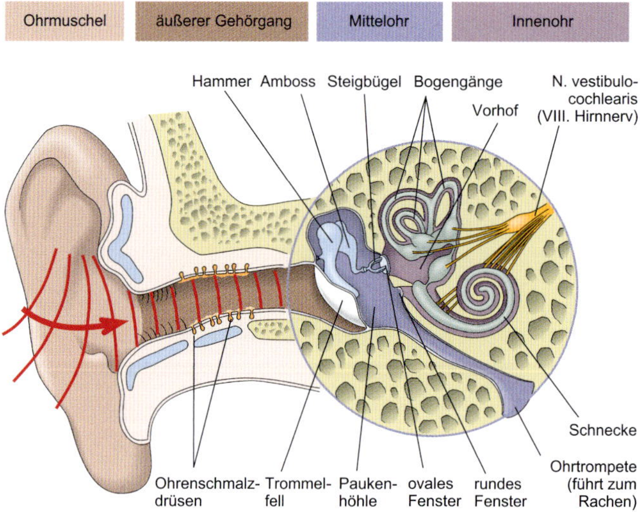

Abb. 9.4 Aufbau Ohr [L190]

9 Sensibilität und Sinnesorgane

9.5 Hörvorgang

Beschreiben Sie den Vorgang des Hörens von der Schallaufnahme bis zum Bewusstwerden im Gehirn.

9.5 Hörvorgang

Die Schallwellen werden von der **Ohrmuschel,** die als Trichter fungiert, aufgenommen und über den **äußeren Gehörgang** zum **Trommelfell** geleitet. Das Trommelfell bildet die Grenze zwischen äußerem Ohr und Mittelohr. Der Schall wird über die **Gehörknöchelchenkette** (Hammer, Amboss und Steigbügel) durch das Mittelohr bis zum ovalen Fenster transportiert. Anschließend verlaufen die Schwingungen durch die sich im Innenohr befindliche **Schnecke,** in der die **Ohrlymphe** in Bewegung versetzt wird. Diese Bewegungsschwingungen lösen an den **Haarzellen des Corti-Organs** ein Aktionspotenzial aus, das vom kochleären Anteil des **VIII. Hirnnervs** aufgenommen wird. Der Reiz wird über die **Hörbahn** weitergeleitet, mehrfach neuronal verschaltet und endet in der **sekundären Hörrinde** im Wernicke-Sprachzentrum, das für das Sprachverständnis zuständig ist.

9 Sensibilität und Sinnesorgane

9.6 Gleichgewichtsorgan

Das Gleichgewichtsorgan befindet sich im Innenohr. Haarzellen in den Bogengängen des Innenohrs erkennen als „Sensoren" unsere Bewegungen.

Beschriften Sie die anatomischen Strukturen des Gleichgewichtsorgans und nennen Sie dazu jeweils die entsprechende spezifische Funktion (→ Abb. 9.5).

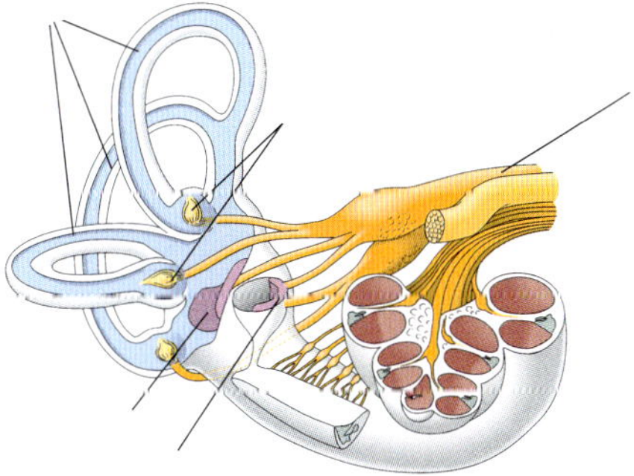

Abb. 9.5 Gleichgewichtsorgan
[L190]

9.6 Gleichgewichtsorgan

Das Gleichgewichtsorgan besteht aus einem **Bogengangsystem** mit vorderem, (oberem), seitlichem (horizontalem) und hinterem Bogengang, welche den drei Raumebenen entsprechen und Drehbewegungen und die Lage des Körpers wahrnehmen (→ Abb. 9.6).

Zudem gehört zum Gleichgewichtsorgan das **Lagesinnesorgan** mit dem kleinen und großen Vorhofsäckchen (Sacculus und Utriculus). Diese befinden sich zwischen dem Bogengangsystem und der Schnecke im Vorhof (Vestibulum) und nehmen Linearbeschleunigungen wahr, also z.B. ob man vorwärts oder rückwärts oder im Fahrstuhl aufwärts oder abwärts fährt.

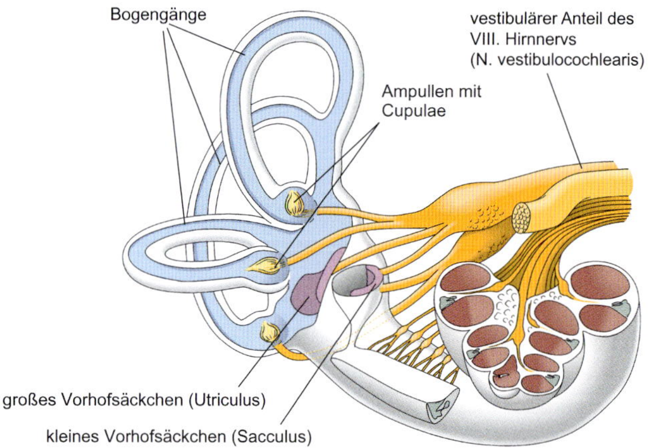

Abb. 9.6 Gleichgewichtsorgan [L190]

10 Hormonsystem

10.1 Organe

Hormone sind Botenstoffe, die die biologischen Abläufe im Körper beeinflussen. Im Gegensatz zum Nervensystem arbeiten Hormone langsamer. Das Nervensystem nutzt zur Informationsweiterleitung Nervenleitungsbahnen, das Hormonsystem die Blutbahn.

Benennen Sie wichtige hormonproduzierende Organe.

10.1 Organe

- Hypothalamus
- Hypophyse
- Schilddrüse
- Nebenschilddrüse
- Herzvorhöfe
- Nebenniere
- Bauchspeicheldrüse
- Nieren
- Eierstöcke bzw. Hoden

10 Hormonsystem

10.2 Steuerung

Die Sekretion der Hormone muss genau dem Bedarf angepasst sein.

Erklären Sie in diesem Zusammenhang die Begrifflichkeiten Releasing- und Inhibitionshormone.

10.2 Steuerung

Die Konzentration der **Hormone** muss dem erforderlichen Bedarf genau angepasst sein. Abweichungen können Schäden des Organismus bewirken. **Releasing-Hormone** werden im Hypothalamus gebildet, der ein übergeordnetes Hormonzentrum darstellt. Diese Releasing-Hormone bewirken die Sekretion weiterer Hormone in der **Hirnanhangsdrüse (Hypophyse),** welche dann wiederum einen Effekt an den peripheren Hormondrüsen haben (Ausschüttung effektorischer Hormone). **Inhibitionshormone** hemmen diesen Prozess.
Beispiel: TRH (Thyreotropin-Releasing-Hormon) aus dem Hypothalamus stimuliert die Adenohypophyse, aus der TSH (Thyroidea-stimulierendes-Hormon) freigesetzt wird. Dieses führt an der Schilddrüse zur Ausschüttung von Schilddrüsenhormonen T_3 und T_4 ins Blut. T_3 und T_4 fördern den Zellstoffwechsel.

10 Hormonsystem

10.3 Epiphyse

Welches Hormon produziert die Epiphyse (Zirbeldrüse, Pinealorgan) des Zwischenhirns?

A Melanin
B Melatonin
C Dopamin
D Dobutamin
E Somatotropin

10.3 Epiphyse

Richtige Antwort: B.

Die **Zirbeldrüse** ist eine kleine erbsengroße Struktur im Diencephalon (Zwischenhirn) und produziert bei **Dunkelheit** das Hormon **Melatonin.** Melatonin wird vermehrt nachts ausgeschüttet und wirkt schlaffördernd auf den Körper.
Melanin ist das Pigment von Haut und Haaren. **Dopamin** ist ein Neurotransmitter im ZNS. **Dobutamin** ist ein herzkraftsteigerndes Medikament. **Somatotropin** ist ein Wachstumshormon.

10 Hormonsystem

10.4 Thyreotoxische Krise

Eine akute Exazerbation einer Schilddrüsenüberfunktion (Hyperthyreose) ist die thyreotoxische Krise.

Durch welches Medikament kann dieser lebensbedrohliche Zustand ausgelöst werden?

A Metoprolol
B Prednisolon
C Onadansetron
D Metamizol
E Amiodaron

10.4 Thyreotoxische Krise

Richtige Antwort: E.

Auslöser einer **thyreotoxischen Krise** sind die Zufuhr von Schilddrüsenhormonen, z.B. in suizidaler Absicht mit L-Thyroxin, das Absetzen von Thyreostatika oder die Zufuhr von Iod. Iod ist enthalten in iodhaltigen Kontrastmitteln oder auch in dem Antiarrhythmikum Am**iod**aron.

10 Hormonsystem

10.5 Blutdruckregulation

Ergänzen Sie die fehlenden Begriffe.

Die Regulation des arteriellen Blutdrucks wird unter anderem über das Renin-Angiotensin-Aldosteron-System, kurz __________, gesteuert. Bei einer Minderperfusion der Niere wird __________ freigesetzt. Dieses wandelt das in der Leber gebildete __________ in __________ um. Vorwiegend im Gefäßendothel der Lunge wird das Enzym __________ gebildet, welches Angiotensin I in das vasoaktive __________ umwandelt. Über Angiotensin-Rezeptoren führt es zu einer __________ der Gefäße und damit zu einer __________ Blutdrucksteigerung. In der __________ verursacht die Stimulation von Angiotensin-Rezeptoren die Freisetzung von __________, was zu einer Natrium- und Wasserrückresorption in der Niere und damit zu einer Volumenzunahme im Blut führt. Dies ermöglicht einen __________ Blutdruckanstieg. Durch die Abspaltung einer Aminosäure wird Angiotensin II in das unwirksame __________ abgebaut.

Aldosteron, Angiotensin I, Angiotensin II, Angiotensin III, Angiotensinogen, ACE (Angiotensin-Converting-Enzym), RAAS, Renin, Nebennierenrinde, Vasokonstriktion, kurzfristigen, länger-fristigen

10.5 Blutdruckregulation

Die Regulation des arteriellen Blutdrucks wird unter anderem über das Renin-Angiotensin-Aldosteron-System, kurz RAAS, gesteuert. Bei einer Minderperfusion der Niere wird Renin freigesetzt. Dieses wandelt das in der Leber gebildete Angiotensinogen in Angiotensin I um. Vorwiegend im Gefäßendothel der Lunge wird das Enzym ACE (Angiotensin-Converting-Enzym) gebildet, welches Angiotensin I in das vasoaktive Angiotensin II umwandelt. Über Angiotensin-Rezeptoren führt es zu einer Vasokonstriktion der Gefäße und damit zu einer kurzfristigen Blutdrucksteigerung. In der Nebennierenrinde verursacht die Stimulation von Angiotensin-Rezeptoren die Freisetzung von Aldosteron, was zu einer Natrium- und Wasser Rückresorption in der Niere und damit zu einer Volumenzunahme im Blut führt. Dies ermöglicht einen längerfristigen Blutdruckanstieg. Durch die Abspaltung einer Aminosäure wird Angiotensin II in das unwirksame Angiotensin III abgebaut.

10 Hormonsystem

10.6 Einfluss von Alkohol und Kaffee

Bier und Kaffee sind beliebte Getränke und werden oftmals in großen Mengen konsumiert.

Erklären Sie, warum es trotz Flüssigkeitsaufnahme zu einer vermehrten Urinausscheidung kommt.

10.6 Einfluss von Alkohol und Kaffee

Das **Antidiuretische Hormon ADH,** auch als Adiuretin oder Vasopressin bezeichnet, führt im distalen Tubulus und Sammelrohr der Niere zu einer gesteigerten **Rückresorption von Wasser** ins Blut. Dadurch wird weniger Urin ausgeschieden. Zudem führt ADH zu einer Vasokonstriktion der Gefäße. Beide Effekte erhöhen den Blutdruck.
Alkohol und Koffein vermindern die Wirkung von AHD. Die Nierendurchblutung wird durch eine renale Vasodilatation gesteigert und weniger Wasser rückresorbiert. Es kann also sein, dass man durch diesen Effekt mehr Flüssigkeit verliert, als man aufnimmt. Diese Getränke sollten somit nur als Genussmittel und nicht als Durstlöscher konsumiert werden.

10 Hormonsystem

10.7 Nebennierenrinde

Beschriften Sie die Hormonachse und benennen Sie die in der Nebennierenrinde produzierten Hormone und deren Wirkungen (→ Abb. 10.1).

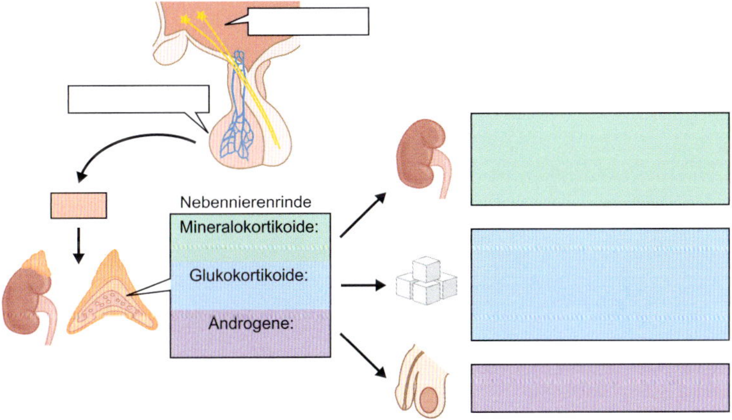

Abb. 10.1 Hormonachse der Nebennierenrinde [L231]

10.7 Nebennierenrinde (→ Abb. 10.2)

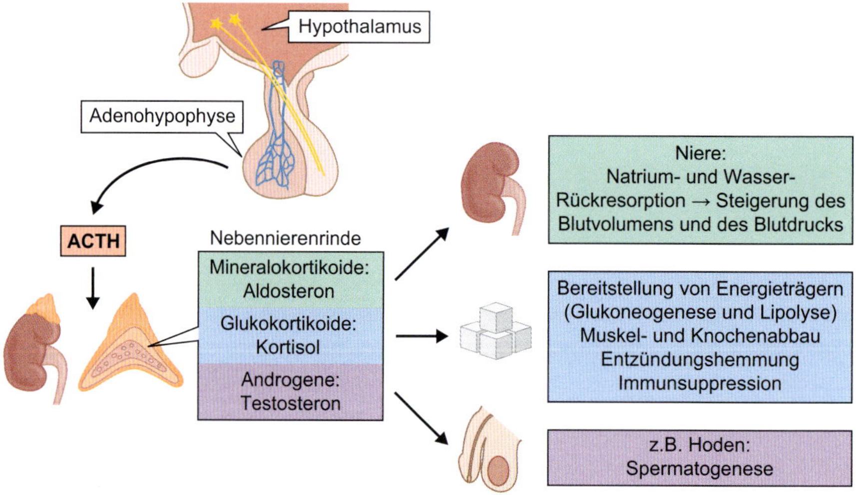

Abb. 10.2 Hormonachse der Nebennierenrinde [L231]

10 Hormonsystem

10.8 Nebennierenmark

Welche Wirkungen hat das Hormon Adrenalin auf die Blutgefäße?

10.8 Nebennierenmark

Durch Sympathikus-Aktivierung wird das Hormon **Adrenalin** aus dem Nebennierenmark ins Blut abgegeben. Die Wirkung des Adrenalins hängt von der Verteilung der verschiedenen Adrenozeptoren ab:

- Die Bindung von Adrenalin an **Alpha-1-Rezeptoren** bewirkt eine **Verengung** der peripheren Widerstandsgefäße und sorgt durch einen Grundtonus für einen adäquaten Blutdruck. Bei einem Schreck wird man deshalb kreidebleich, da die Durchblutung der Haut maximal gedrosselt wird.
- Die Bindung von Adrenalin an **Beta-2-Rezeptoren** bewirkt eine **Dilatation** der Arterien, die in einer Flucht- oder Kampfsituation lebenswichtige Organe durchbluten. Hierzu zählen die Arterien des Gehirns, der Muskulatur und des Herzens (Koronararterien).

10 Hormonsystem

10.9 Hyperkortisolismus

Eine länger andauernde Behandlung mit Glukokortikoiden, z. B. mit Prednisolon, führt ab einer bestimmten Dosierung zu unerwünschten Nebenwirkungen, wie Hyperglykämie, Ödemen, Adipositas, Bluthochdruck und Müdigkeit.

Wie wird dieses Syndrom bezeichnet?

A Conn-Syndrom
B Morbus Addison
C Morbus Basedow
D Cushing-Syndrom
E Brugada-Syndrom

10.9 Hyperkortisolismus

Richtige Antwort: D.

Das **Cushing-Syndrom** wird auch als Morbus Cushing bezeichnet und „Kusching“ ausgesprochen. Es beschreibt die Symptome eines erhöhten Glukokortikoidspiegels. Für jedes einzelne Präparat ist die **Cushing-Schwelle** festgelegt: eine kritische Dosis, ab der mit den entsprechenden unerwünschten Nebenwirkungen gerechnet werden muss.

10 Hormonsystem

10.10 Pankreas

Die Bauchspeicheldrüse hat einen endokrinen und einen exokrinen Drüsenteil.

Nennen Sie die in der Bauchspeicheldrüse produzierten Hormone und deren Wirkungen.

10.10 Pankreas

Neben dem exokrinen Teil des Pankreas, welcher die Verdauungsenzyme produziert, gibt es einen endokrinen Drüsenanteil. Dieser besteht aus inselartigen Bereichen, den **Langerhans-Inseln.** Dort werden folgende Hormone gebildet, die dann ins Blut sezerniert werden:

- **15 % A-Zellen → Glukagon:** Erhöhung des Glukosespiegels
- **80 % B-Zellen → Insulin:** Senkung des Glukosespiegels

Beide Hormone sind an der Regulation des Blutzuckers beteiligt.

11 Blut und Lymphe

11.1 Zusammensetzung des Blutes

Ergänzen Sie die fehlenden Begriffe.

Blut besteht generell aus __________ und __________ Bestandteilen. Die festen Bestandteile, auch als __________ Bestandteile oder __________ bezeichnet, machen ungefähr 40–45 % des gesamten Blutvolumens aus. Das __________ stellt den flüssigen Anteil des Blutes dar und macht ca. __________% aus. Ein 70 kg schwerer Mensch hat ein Gesamtblutvolumen von ca. __________ ml, das entspricht in etwa __________% seines Körpergewichts.

Blutkörperchen, Blutplasma, festen, flüssigen, zelluläre, 7, 55–60, 5.000

11.1 Zusammensetzung des Blutes

Blut besteht generell aus festen und flüssigen Bestandteilen. Die festen Bestandteile, auch als zelluläre Bestandteile oder Blutkörperchen bezeichnet, machen ungefähr 40–45 % des gesamten Blutvolumens aus. Das Blutplasma stellt den flüssigen Anteil des Blutes dar und macht ca. 55–60 % aus. Ein 70 kg schwerer Mensch hat ein Gesamtblutvolumen von ca. 5.000 ml, das entspricht in etwa 7–8 % seines Körpergewichts.

11 Blut und Lymphe

11.2 Aufgaben des Blutes

Nennen Sie drei Aufgaben des Blutes.

11.2 Aufgaben des Blutes

Das Blut hat nachfolgende Aufgaben:

- **Transportfunktion:** Blut befördert Sauerstoff und Nährstoffe zu den Zellen. Stoffwechselprodukte werden abtransportiert. **Hormontransport:** Blut dient der Informationsübertragung. Über den **Wärmetransport** ist das Blut ein wichtiger Bestandteil der Wärmeregulation.
- **Abwehrfunktion:** Neben Antikörpern, die sich im Plasma befinden, sind Teile der Blutkörperchen (feste Bestandteile des Blutes) Abwehrzellen. Das Blut hat auch die Aufgabe, Defekte in den Gefäßwänden abzudichten.
- **ph-Wert-Regulation (Pufferfunktion):** Mit Lunge und Niere ist das Blut verantwortlich für die Konstanthaltung des inneren Milieus. **pH-Wert** und Salzkonzentration werden eingestellt. Im Blut enthaltene Puffersubstanzen regulieren die Schwankungen des pH-Werts. Wärme, die in Leber und Muskeln gebildet wurde, wird über die Blutzirkulation im Körper verteilt.

11 Blut und Lymphe

11.3 Blutbildung

Wie wird der Prozess der Blutbildung genannt?

A Hämatopoese
B Hämatom
C Hämatologie
D Hämoglobin
E Hypoxämie

11.3 Blutbildung

Richtige Antwort: A.

Der Prozess der **Blutbildung** wird als **Hämatopoese** bezeichnet. Pro Sekunde werden im roten Knochenmark mehr als 2 Millionen **Blutkörperchen** neu gebildet. Die Blutbildung findet in den platten Knochen und im roten Knochenmark der großen Röhrenknochen statt.

11 Blut und Lymphe

11.4 Blutplasma

Das Blutplasma besteht aus mehreren Bestandteilen: Wasser, Proteinen und weiteren Substanzen.

Wie groß ist in etwa der Wasseranteil am Blutplasma?

A 1 %
B 20 %
C 50 %
D 10 %
E 90 %

11.4 Blutplasma

Richtige Antwort: E.

Das **Blutplasma** besteht zu etwa 90 % aus Wasser. Rund 8 % des Blutplasmas sind Proteine. Die restlichen 2 % teilen sich Ionen, Glukose, Vitamine, Hormone, Harnstoff und -säure, sowie Kreatinin und andere Stoffwechselprodukte.

11 Blut und Lymphe

11.5 Blutkörperchen

Nennen Sie die drei verschiedenen Blutkörperchen und die dazugehörigen Aufgaben.

11.5 Blutkörperchen

Insgesamt gibt es drei verschiedene Arten von Blutkörperchen:

- **Erythrozyten** (rote Blutkörperchen): Sie besitzen als wichtigsten Bestandteil das **Hämoglobin.** Das Hämoglobin transportiert Sauerstoff, Kohlendioxid und ist an der Pufferwirkung des Blutes beteiligt. Es verleiht den Erythrozyten ihre typische rote Farbe.
- **Leukozyten** (weiße Blutkörperchen): Sie sind die Zellen des Immunsystems. Man unterteilt die Leukozyten noch einmal in **Granulozyten, Monozyten** und die **Lymphozyten.**
- **Thrombozyten** (Blutplättchen): Sie spielen bei der primären **Hämostase** (Blutstillung) eine wichtige Rolle.

11 Blut und Lymphe

11.6 Lymphatisches System

Ergänzen Sie die fehlenden Begriffe.

Die Gesamtheit aller __________ sowie die lymphatischen Organe werden als lympathisches System bezeichnet. Zu den lymphatischen Organen zählen die __________, der __________, der lymphatische __________, __________ und das lymphatische Gewebe des Darms. Neben der Mitarbeit bei der __________ gehören auch der Transport von __________ aus dem Darm und die Drainage __________ Flüssigkeit in das venöse System zu den Aufgaben des lymphatischen Systems. Die drainierte Flüssigkeit wird auch als __________ bezeichnet.

Immunabwehr, interstitieller, Lymphe, Lymphbahnen, Lymphknoten, Milz, Nahrungsfetten, Rachenring, Thymus

11.6 Lymphatisches System

Die Gesamtheit aller Lymphbahnen sowie die lymphatischen Organe werden als lymphatisches System bezeichnet. Zu den lymphatischen Organen zählen die Milz, der Thymus, der lymphatische Rachenring, Lymphknoten und das lymphatische Gewebe des Darms. Neben der Mitarbeit bei der Immunabwehr gehören auch der Transport von Nahrungsfetten aus dem Darm und die Drainage interstitieller Flüssigkeit in das venöse System zu den Aufgaben des lymphatischen Systems. Die drainierte Flüssigkeit wird auch als Lymphe bezeichnet.

11 Blut und Lymphe

11.7 Lymphatisches System: Aufgaben

Nennen Sie die Aufgaben des lymphatischen Systems.

11.7 Lymphatisches System: Aufgaben

Das lymphatische System ist ein wichtiger Bestandteil des **Immunsystems**. Darüber hinaus unterstützt es den Transport von **Nahrungsfetten** aus dem Darm und drainiert **interstitielle Flüssigkeit,** aus der sich die **Lymphflüssigkeit** bildet.

11 Blut und Lymphe

11.8 Lymphknoten

Welche Größe haben die Lymphknoten unter physiologischen Bedingungen?

A 3–5 cm
B 5–10 cm
C 0,2–2 cm
D 0,01–0,05 cm
E 6–8 cm

11.8 Lymphknoten

Richtige Antwort: C.

Lymphknoten haben unter physiologischen Bedingungen eine Größe von 0,2–2 cm. Bei Entzündungen können diese stark anschwellen. Lymphknoten sind als Filter und Immunstationen in das Lymphgefäßsystem eingebaut.

11 Blut und Lymphe

11.9 Thymus

Wo befindet sich der Thymus im Körper?

A Im rechten Unterbauch
B Im linken Unterbauch
C Im Retroperitoneum
D Im vorderen Thorax
E In der Nähe der Halswirbelsäule, auf Höhe von C 5

11.9 Thymus

Richtige Antwort: D.

Der **Thymus** befindet sich im vorderen Thorax, direkt hinter dem Sternum auf Höhe der 4. Rippe. Insbesondere bei Neugeborenen und im Kindesalter ist er gut entwickelt und kann ein Gewicht von 15–40 g haben. Nach Beendigung der Pubertät bildet sich der Thymus zurück und wird zum größten Teil in einen Fettkörper umgewandelt.

11 Blut und Lymphe

11.10 Gerinnungsfaktoren

Wie viele Gerinnungsfaktoren findet man unter physiologischen Bedingungen im Blut?

A 2
B 10
C 5
D 13
E 17

11.10 Gerinnungsfaktoren

Richtige Antwort: D.

Insgesamt gibt es 13 Gerinnungsfaktoren. Bis auf **Faktor IV** handelt es sich bei den Gerinnungsfaktoren um Proteine und Protein abbauende Enzyme. Faktor IV besteht aus **Kalizumionen.** Die meisten der Gerinnungsfaktoren werden in der Leber gebildet.

12 Herz

12.1 Herz: Lage, Größe und Gewicht

Ergänzen Sie die fehlenden Begriffe.

Zwischen beiden __________ befindet sich das Herz im Thorax. Dieser Teil des Thorax wird auch als Mittelfell oder __________ bezeichnet. Zwei Drittel des Herzens liegen in der linken und ein Drittel in der rechten __________. Der hintere Teil des Herzens liegt an der __________ und an der __________ an. Vorne reicht das Herz bis an das Sternum. Die untere Begrenzung des Herzens bildet das __________. Ein gesundes Herz hat in etwa die Größe einer geschlossenen __________. Das Gewicht liegt beim Mann bei ca. 310 g, bei einer Frau bei etwa 225 g. In seiner Form ähnelt das Herz einem __________.

Aorta, Faust, Kegel, Lungenflügeln, Mediastinum, Speiseröhre, Thoraxhälfte, Zwerchfell

12.1 Herz: Lage, Größe und Gewicht

Zwischen beiden Lungenflügeln befindet sich das Herz im Thorax. Dieser Teil des Thorax wird auch als Mittelfell oder Mediastinum bezeichnet. Zwei Drittel des Herzens liegen in der linken und ein Drittel in der rechten Thoraxhälfte. Der hintere Teil des Herzens liegt an der Speiseröhre und an der Aorta an. Vorne reicht das Herz bis an das Sternum. Die untere Begrenzung des Herzens bildet das Zwerchfell. Ein gesundes Herz hat in etwa die Größe einer geschlossenen Faust. Das Gewicht liegt beim Mann bei ca. 310 g, bei einer Frau bei etwa 225 g. In seiner Form ähnelt das Herz einem Kegel.

12 Herz

12.2 Herz: Vorhof und Kammern

Ergänzen Sie die fehlenden Begriffe.

Das Herz besteht aus zwei Hälften, die sich in vier verschiedene __________ aufteilen. Jede __________ besteht aus einem Vorhof (Atrium) und einer __________ (Ventrikel). Die muskelschwachen und kleineren __________ „sammeln" das Blut aus dem Körper oder der __________ auf. Die Kammern pumpen das Blut in den __________ oder in den Körperkreislauf. Auch die __________ (Septum cardiale) wird in zwei Abschnitte unterteilt. Das __________ (Septum interartiale) liegt zwischen beiden Vorhöfen. Das Septum interventriculare (Kammerseptum) teilt die linke und rechte __________ voneinander. Vor der Geburt ist diese komplette Trennung noch nicht vorhanden. Zu diesem Zeitpunkt besteht beim Fetus noch eine ovale Öffnung (__________) in der Vorhofscheidewand.

Foramen ovale, Herzhälfte, Herzkammer, Herzscheidewand, Innenräume, Kammer, Lunge, Lungenkreislauf, Vorhöfe, Vorhofseptum

12.2 Herz: Vorhof und Kammern

Das Herz besteht aus zwei Hälften, die sich in vier verschiedene Innenräume aufteilen. Jede Herzhälfte besteht aus einem Vorhof (Atrium) und einer Kammer (Ventrikel). Die muskelschwachen und kleineren Vorhöfe „sammeln“ das Blut aus dem Körper oder der Lunge auf. Die Kammern pumpen das Blut in den Lungenkreislauf oder in den Körperkreislauf. Auch die Herzscheidewand (Septum cardiale) wird in zwei Abschnitte unterteilt. Das Vorhofseptum (Septum interartiale) liegt zwischen beiden Vorhöfen. Das Septum interventriculare (Kammerseptum) teilt die linke und rechte Herzkammer voneinander. Vor der Geburt ist diese komplette Trennung noch nicht vorhanden. Zu diesem Zeitpunkt besteht beim Fetus noch eine ovale Öffnung (Foramen ovale) in der Vorhofscheidewand.

12 Herz

12.3 Lage des Herzens im Mediastinum

Ergänzen Sie die fehlenden Bildbeschriftungen (→ Abb. 12.1).

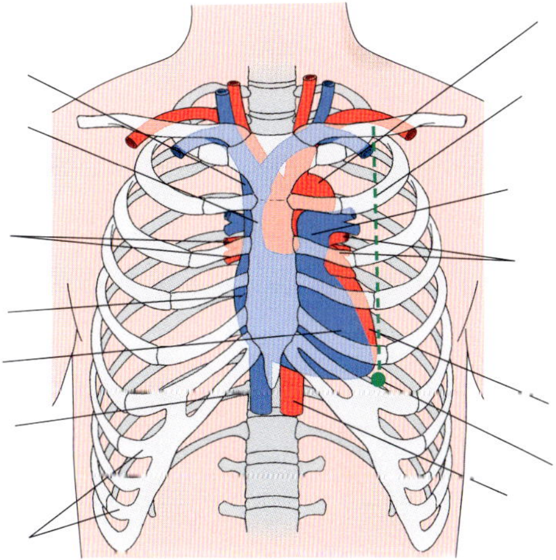

Abb. 12.1 Lage des Herzens im Mediastinum [L190]

12.3 Lage des Herzens im Mediastinum (→ Abb. 12.2)

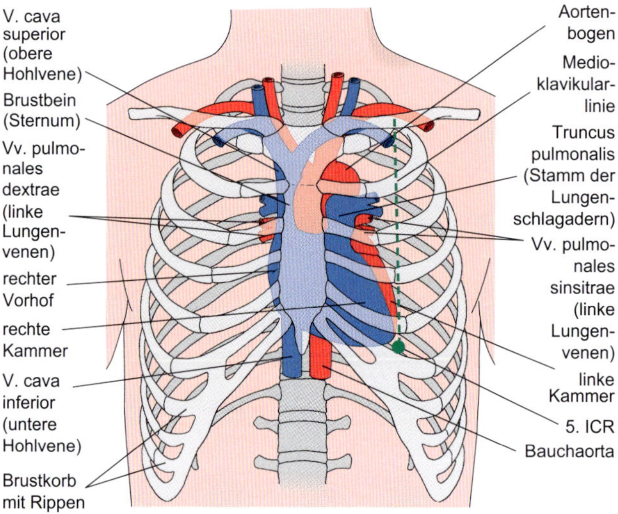

Abb. 12.2 Lage des Herzens im Mediastinum [L190]

12 Herz

12.4 Herzklappen (Vorhöfe)

Ergänzen Sie die fehlenden Begriffe.

An den Ein- und Ausgängen der Herzkammern sitzen die __________. Sie sorgen für einen physiologischen __________. Zwischen Vorhöfen und __________ finden sich Herzklappen, die aufgrund ihrer Form auch als __________ bezeichnet werden. Die Atrio-Ventrikularklappen (__________) werden noch einmal unterschieden. Die linke Klappe besteht aus zwei Segeln und wird auch als __________ bezeichnet. Da sie in ihrer Form einer Bischofsmütze (Mitra) ähnelt, nennt man sie auch __________. Als __________ bezeichnet man die __________ Segelklappe. Grund hierfür ist: Sie besteht aus __________ Segeln. Jede Herzklappe kann durch den physiologischen Blutstrom aufgedrückt werden. Bei einem Druck von der anderen Seite verschließen sich die Klappen.

AV-Klappen, Bikuspidalklappe, Blutfluss, Herzklappen, Kammern, Mitralklappe, rechte, Segelklappen, Trikuspidalklappe, drei

12.4 Herzklappen (Vorhöfe)

An den Ein- und Ausgängen der Herzkammern sitzen die Herzklappen. Sie sorgen für einen physiologischen Blutfluss. Zwischen Vorhöfen und Kammern finden sich Herzklappen, die aufgrund ihrer Form auch als Segelklappen bezeichnet werden. Die Atrio-Ventrikularklappen (AV-Klappen) werden noch einmal unterschieden. Die linke Klappe besteht aus zwei Segeln und wird auch als Bikuspidalklappe bezeichnet. Da sie in ihrer Form einer Bischofsmütze (Mitra) ähnelt, nennt man sie auch Mitralklappe. Als Trikuspidalklappe bezeichnet man die rechte Segelklappe. Grund hierfür ist: Sie besteht aus drei Segeln. Jede Herzklappe kann durch den physiologischen Blutstrom aufgedrückt werden. Bei einem Druck von der anderen Seite verschließen sich die Klappen.

12 Herz

12.5 Herzklappen (Kammern)

Ergänzen Sie die fehlenden Begriffe.

__________ nennt man die Klappen zwischen den Herzkammern und den großen __________. Drei taschenartige Mulden bilden diese Klappen, die an der Innenseite der Schlagadern anliegen. Beim __________ des Blutes aus den Kammern werden die Taschenklappen auseinandergedrängt. Sobald die __________ mit Blut gefüllt sind, füllen sich auch die Klappen mit zurückströmendem Blut und schließen die Kammern wieder ab. Als __________ bezeichnet man die Klappe zwischen Aorta und __________. Die zwischen gemeinsamem Stamm der linken und rechten Lungenschlagader und rechter Kammer liegende Klappe wird als __________ bezeichnet.

Aortenklappe, Austreiben, linker Herzkammer, Kammern, Pulmonalklappe, Schlagadern, Taschenklappen

12.5 Herzklappen (Kammern)

Taschenklappen nennt man die Klappen zwischen den Herzkammern und den großen Schlagadern. Drei taschenartige Mulden bilden diese Klappen, die an der Innenseite der Schlagadern anliegen. Beim Austreiben des Blutes aus den Kammern werden die Taschenklappen auseinandergedrängt. Sobald die Kammern mit Blut gefüllt sind, füllen sich auch die Klappen mit zurückströmendem Blut und schließen die Kammern wieder ab. Als Aortenklappe bezeichnet man die Klappe zwischen Aorta und linker Herzkammer. Die zwischen gemeinsamem Stamm der linken und rechten Lungenschlagader und rechter Kammer liegende Klappe wird als Pulmonalklappe bezeichnet.

12 Herz

12.6 Herzwand

Wie bezeichnet man die Herzinnenhaut?

A Perikard
B Endokard
C Myokard
D Epikard
E Pulmokard

12.6 Herzwand

Richtige Antwort: B.

Die **Herzwand** besteht aus insgesamt drei Schichten. Die Herzinnenhaut wird auch als **Endokard** bezeichnet. Das Endokard ist weniger als 1 mm dick. Es kleidet sowohl die Vorhöfe als auch die Kammern innen aus. Als **Epikard** bezeichnet man die ebenso dünne Außenhaut des Herzens, welche zusammen mit dem **Perikard** den Herzbeutel bildet. Die Herzmuskelschicht, das **Myokard,** hat im linken Ventrikel eine Stärke von ca. 8–11 mm, im rechten lediglich 2–4 mm. In den Vorhöfen ist das Myokard nur noch 1 mm stark.

12 Herz

12.7 Perikard

Welche anatomische Struktur versteht man unter dem Begriff „Perikard“?

A Herzinnenhaut
B Herzaußenhaut
C Herzmuskelschicht
D Herzscheidewand
E Herzbeutel

12.7 Perikard

Richtige Antwort: E.

Den Herzbeutel bezeichnet man auch als **Perikard,** obwohl er eigentlich aus **Epikard** und Perikard besteht. Das Epikard liegt direkt auf der Herzmuskelschicht (Myokard) und bildet somit das innere Blatt des **Herzbeutels.** Das Perikard besteht nach innen aus einer serösen, nach außen aus einer derben Bindegewebsschicht. Es ist seitlich mit der **Pleura** und nach unten mit dem **Zwerchfell** verbunden und führt so zu einer Fixierung des Herzens im Mediastinum.

12 Herz

12.8 Sinusknoten

Wie hoch ist die Frequenz des Sinusknotens bei einem Erwachsenen unter physiologischen Bedingungen?

A 30–40/Min.
B 50–60/Min.
C 60–80/Min.
D 120–140/Min.
E 140–160/Min.

12.8 Sinusknoten

Richtige Antwort: C.

Die physiologische Frequenz des **Sinusknotens** liegt bei einem Erwachsenen zwischen 60 und 80/Min. Die AV-Region liegt bei einer physiologischen Frequenz von 50–60/Min., reizerzeugende Strukturen in den Ventrikeln arbeiten mit einer physiologischen Frequenz von 30–40/Min.

12 Herz

12.9 Erregungsleitung

Ergänzen Sie die fehlenden Bildbeschriftungen (→ Abb. 12.3).

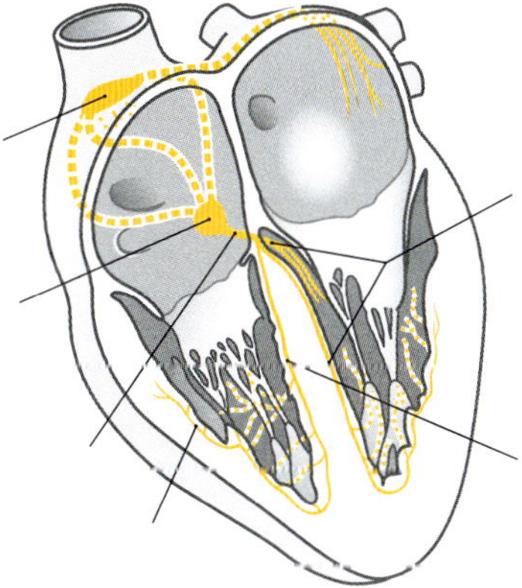

Abb. 12.3 Erregungsleitungssystem des Herzens [S701-L126]

12.9 Erregungsleitung (→ Abb. 12.4)

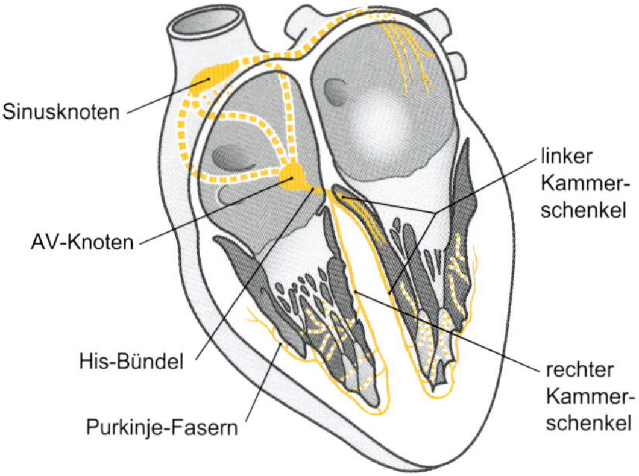

Abb. 12.4 Erregungsleitungssystem des Herzens [S701-L126]

12 Herz

12.10 Wichtige Elektrolyte

Ergänzen Sie die fehlenden Begriffe.

Um eine physiologische __________ aufrechtzuerhalten, sind vor allen Dingen die Elektrolyte __________ und __________ von großer Bedeutung. Ohne __________ würde ein Aktionspotenzial nicht zu einer __________ des Herzmuskels führen. Man spricht hierbei auch von der __________. Die Kalziumkanäle öffnen sich während eines Aktionspotenzials, somit können große Mengen __________ vom Extrazellulärraum in den Intrazellulärraum strömen und die Kontraktion des Herzmuskels in Gang setzen. Eine Störung des __________ (Hypo- oder Hyperkaliämie) kann lebensbedrohliche __________ hervorrufen.

elektromechanischen Koppelung, Herzaktion, Herzrhythmusstörungen, Kalium, Kaliumhaushalts, Kalzium, Kalzium, Kalzium, Kontraktion

12.10 Wichtige Elektrolyte

Um eine physiologische Herzaktion aufrechtzuerhalten, sind vor allen Dingen die Elektrolyte Kalium und Kalzium von großer Bedeutung. Ohne Kalzium würde ein Aktionspotenzial nicht zu einer Kontraktion des Herzmuskels führen. Man spricht hierbei auch von der elektromechanischen Koppelung. Die Kalziumkanäle öffnen sich während eines Aktionspotenzials, somit können große Mengen Kalzium vom Extrazellulärraum in den Intrazellulärraum strömen und die Kontraktion des Herzmuskels in Gang setzen. Eine Störung des Kaliumhaushalts (Hypo- oder Hyperkaliämie) kann lebensbedrohliche Herzrhythmusstörungen hervorrufen.

12 Herz

12.11 Regulation der Herzleistung

Sympathikus und Parasympathikus wirken kontinuierlich auf das Herz ein. Steht die Einwirkung des Sympathikus im Vordergrund, kommt es zu einer Steigerung der Herzfrequenz, der Schlagkraft sowie zu einer Beschleunigung der Erregungsleitung.

Was versteht man unter einer positiv chronotropen Wirkung?

A Steigerung der Schlagkraft
B Beschleunigung der Erregungsleitung
C Steigerung der Herzfrequenz
D Minderung der Herzfrequenz
E Minderung der Schlagkraft

12.11 Regulation der Herzleistung

Richtige Antwort: C.

Eine positiv **chronotrope** Wirkung wird durch das Einwirken des **Sympathikus** hervorgerufen und führt zu einer Steigerung der Herzfrequenz. Aber nicht nur der Sympathikus alleine vermag eine solche Wirkung hervorzurufen. Auch die Gabe verschiedener Medikamente wie z. B. Adrenalin oder Atropin rufen eine positiv chronotrope Wirkung hervor. Der Begriff **„inotrop"** bezieht sich auf die **Schlagkraft** des Herzens. Wird die **Erregungsleitung** beeinflusst, so spricht man von einer **dromotropen** Wirkung.

12 Herz

12.12 Blutversorgung

Ergänzen Sie die fehlenden Begriffe.

Zwei von der __________ abzweigende Gefäße versorgen das Herz mit __________. Während eine dieser Arterien quer über die rechte __________ zieht, zieht die zweite Arterie quer über die linke Herzhälfte. Sie werden als __________ (Koronararterien) bezeichnet, weil sie das Herz wie einen Kranz umschließen. Das Herz verbraucht __________ in Ruhe für die eigene Versorgung. Dies entspricht fast 5 % des __________.

Aorta, Blut, Herzhälfte, Herzkranzarterien, Herzminutenvolumens, 250–300 ml/Min.

12.12 Blutversorgung

Zwei von der Aorta abzweigende Gefäße versorgen das Herz mit Blut. Während eine dieser Arterien quer über die rechte Herzhälfte zieht, zieht die zweite Arterie quer über die linke Herzhälfte. Sie werden als Herzkranzarterien (Koronararterien) bezeichnet, weil sie das Herz wie einen Kranz umschließen. Das Herz verbraucht 250–300 ml/Min. in Ruhe für die eigene Versorgung. Dies entspricht fast 5 % des Herzminutenvolumens.

13 Kreislauf und Gefäßsystem

13.1 Das Gefäßsystem

In welches Gefäß wird das sauerstoffreiche Blut direkt aus der linken Herzkammer gepumpt?

A Vena cava superior
B Arteria radialis
C Aorta
D Arteria femoralis
E Vena cava inferior

13.1 Das Gefäßsystem

Richtige Antwort: C.

Die linke **Herzkammer** (linker Ventrikel) pumpt das sauerstoffreiche Blut direkt in die Aorta. Sie ist die größte Schlagader des Körpers. Die **Aorta** teilt sich in weitere große Schlagadern auf, die **Arterien.** Diese wiederum unterteilen sich abermals in immer kleiner werdende Äste, die **Arteriolen.** Letztendlich verzweigen sich die Arteriolen immer weiter und das Blut fließt schließlich in die **Kapillaren.** Dies sind haardünne Gefäße mit durchlässigen Wänden. Durch diese Wände können Sauerstoff, Nährstoffe und Stoffwechselprodukte zwischen Blut und Gewebe ausgetauscht werden.

13 Kreislauf und Gefäßsystem

13.2 Wandaufbau der Arterien

Aus wie vielen Wandschichten besteht eine Arterie?

A 1
B 7
C 5
D 2
E 3

13.2 Wandaufbau der Arterien

Richtige Antwort: E.

Arterien bestehen aus drei Wandschichten. Diese umschließen das Gefäßlumen. Die äußerste Schicht wird als **Tunica externa,** die mittlere Schicht als **Tunica media** und die innere Schicht als **Tunica interna** bezeichnet. Die Tunica media ist die kräftigste Schicht, in ihr verlaufen elastische Fasern und glatte Muskelzellen.

13 Kreislauf und Gefäßsystem

13.3 Schichtaufbau der Gefäße

Ergänzen Sie die fehlenden Bildbeschriftungen (→ Abb. 13.1).

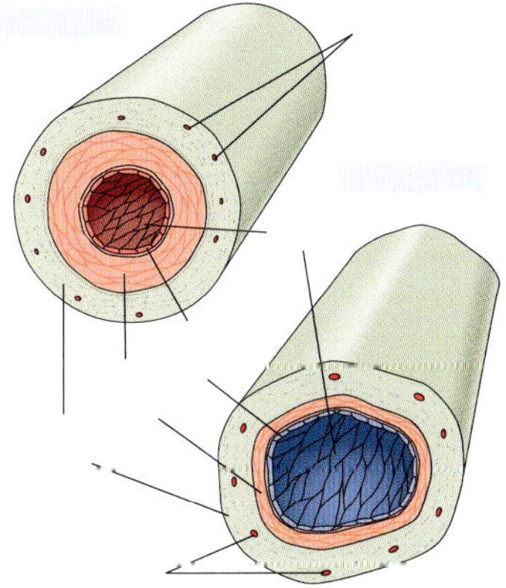

Abb. 13.1 Schichtaufbau größerer Arterien und Venen [L190]

13.3 Schichtaufbau der Gefäße (→ Abb. 13.2)

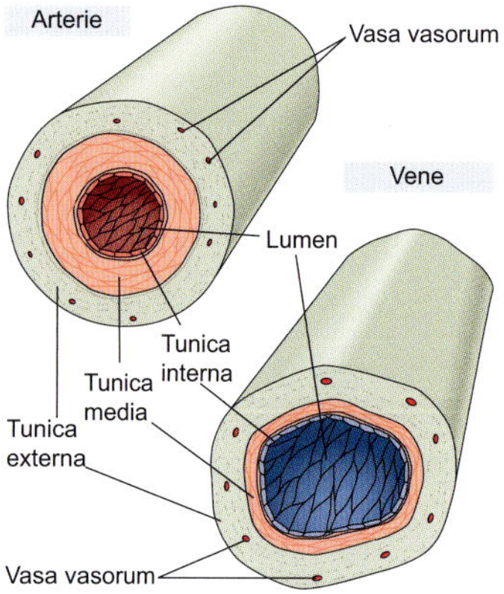

Abb. 13.2 Schichtaufbau größerer Arterien und Venen [l190]

13 Kreislauf und Gefäßsystem

13.4 Blutdruck

Ergänzen Sie die fehlenden Begriffe.

Die Kraft, die das Blut auf die __________ ausübt, wird als __________ bezeichnet. Diese Kraft wirkt sich sowohl auf die Arterien als auch auf die Venen aus. Die Höhe des Blutdrucks hängt von mehreren Faktoren ab: dem __________, dem __________ und dem peripheren Widerstand. Auch die __________ beeinflusst den Blutdruck. Der __________ Blutdruckwert entsteht, wenn das Herz das Blut während der __________ in die __________ pumpt. Als optimaler Wert bei Erwachsenen gilt ein systolischer Blutdruck von __________. Erschlafft das Herz in der __________, entsteht der diastolische Blutdruckwert von ungefähr __________.

Aorta, Blutdruck, Blutvolumen, Diastole, Gefäßwände, Herzzeitvolumen, Körperposition, systolische, Ventrikelkontraktion, 80 mmHg, 120 mmHg

13.4 Blutdruck

Die Kraft, die das Blut auf die Gefäßwände ausübt, wird als Blutdruck bezeichnet. Diese Kraft wirkt sich sowohl auf die Arterien als auch auf die Venen aus. Die Höhe des Blutdrucks hängt von mehreren Faktoren ab: dem Blutvolumen, dem Herzzeitvolumen und dem peripheren Widerstand. Auch die Körperposition beeinflusst den Blutdruck. Der systolische Blutdruckwert entsteht, wenn das Herz das Blut während der Ventrikelkontraktion in die Aorta pumpt. Als optimaler Wert bei Erwachsenen gilt ein systolischer Blutdruck von 120 mmHg. Erschlafft das Herz in der Diastole, entsteht der diastolische Blutdruckwert von ungefähr 80 mmHg.

13 Kreislauf und Gefäßsystem

13.5 Blutdruckamplitude

Was versteht man unter der Blutdruckamplitude?

A Differenz zwischen niedrigster und höchster Herzfrequenz
B Differenz zwischen systolischem und diastolischem Blutdruck
C Summe aus systolischem und diastolischem Blutdruckwert
D Differenz zwischen systolischem Blutdruck und Herzzeitvolumen
E Differenz zwischen diastolischem Blutdruck und Schlagvolumen

13.5 Blutdruckamplitude

Richtige Antwort: B.

Die **Blutdruckamplitude** ist die Differenz zwischen diastolischem und systolischem Blutdruck. Dieser Begriff darf nicht mit dem **arteriellen Mitteldruck** verwechselt werden. Dieser ergibt sich aus der Formel: **diastolischer Blutdruck** plus ein Drittel der Blutdruckamplitude.

13 Kreislauf und Gefäßsystem

13.6 Pressorezeptoren

Voraussetzung für die Blutdruckregulation ist, dass der Körper dazu in der Lage ist, den Blutdruck in den Gefäßen selbst zu messen. Druckempfindliche Sinneszellen, die Pressorezeptoren nehmen die Dehnung der Arterienwand auf. Kommt es zu einem höheren Druck mit zunehmender Dehnung der Wand, werden von den Pressorezeptoren vermehrt Signale an das verlängerte Rückenmark zur Regulation gesendet.

Wo finden sich diese Pressorezeptoren hauptsächlich?

A Aorta und Halsschlagader
B Arteria radialis
C Arteria fibularis
D Arteria dorsalis pedis
E Arteria tibialis anterior

13.6 Pressorezeptoren

Richtige Antwort: A.

Die **Pressorezeptoren** finden sich hauptsächlich in der **Aorta** und in der **Halsschlagader.**

13 Kreislauf und Gefäßsystem

13.7 Blutdruckregulation

Ergänzen Sie die fehlenden Begriffe.

Grundsätzlich existieren drei __________ zur Blutdruckregulation. Die kurzfristige, mittelfristige und __________ Blutdruckregulation. Um den Blutdruck z.B. beim Aufstehen kurzfristig zu regulieren, müssen diese Mechanismen innerhalb von __________ greifen. Der __________ ist hierbei der wichtigste Mechanismus. Ein Abfall des Blutdrucks führt über die __________ im __________ Rückenmark zu einer __________. Dies resultiert in einer Steigerung des ausgeworfenen __________ und möglicherweise in einer __________, insbesondere in der Haut, der __________ und im Magen-Darm-Trakt.

Blutvolumens, Kreislaufzentren, langfristige, Niere, Pressorezeptorenreflex, Regulationsmechanismen, Sekunden, Sympathikusstimulation, Vasokonstriktion, verlängerten

13.7 Blutdruckregulation

Grundsätzlich existieren drei Regulationsmechanismen zur Blutdruckregulation. Die kurzfristige, mittelfristige und langfristige Blutdruckregulation. Um den Blutdruck z.B. beim Aufstehen kurzfristig zu regulieren, müssen diese Mechanismen innerhalb von Sekunden greifen. Der Pressorezeptorenreflex ist hierbei der wichtigste Mechanismus. Ein Abfall des Blutdrucks führt über die Kreislaufzentren im verlängerten Rückenmark zu einer Sympathikusstimulation. Dies resultiert in einer Steigerung des ausgeworfenen Blutvolumens und möglicherweise in einer Vasokonstriktion, insbesondere in der Haut, der Niere und im Magen-Darm-Trakt.

13 Kreislauf und Gefäßsystem

13.8 Langfristige Blutdruckregulation

Die langfristige Regulation des Blutdrucks wird über das Blutvolumen und somit über die Niere gesteuert. Kommt es zu einem Anstieg des arteriellen Mitteldrucks über den Normalwert (ca. 95 mmHg), nimmt die Flüssigkeitsausscheidung über die Niere deutlich zu.

Wie nennt man diesen Mechanismus?

A Ablation
B Adduktion
C Perforation
D Vasokonstriktion
E Druckdiurese

13.8 Langfristige Blutdruckregulation

Richtige Antwort: E.

Bei einem Anstieg des arteriellen Mitteldrucks kommt es zu einer **Druckdiurese.** Sinkt der arterielle Mitteldruck unter den Normalwert ab, kommt es zum umgekehrten Mechanismus, die Flüssigkeitsausscheidung nimmt ab.

13 Kreislauf und Gefäßsystem

13.9 Diurese

Welches Hormon führt bei vermehrter Ausschüttung zu einer Reduzierung der Diurese?

A Thyroxin
B Insulin
C Adiuretin
D Oxytocin
E Thromboxan

13.9 Diurese

Richtige Antwort: C.

Das **antidiuretische Hormon** (ADH) Adiuretin führt nach Ausschüttung zu einer Reduzierung der **Diurese. Adiuretin** ist entscheidend an der Regulation des osmotischen Drucks in der **Extrazellulärflüssigkeit** beteiligt. In hohen Konzentrationen zählt es zu den stärksten Vasokonstriktoren.

13 Kreislauf und Gefäßsystem

13.10 Mittelfristige Blutdruckregulation

Zur mittelfristigen Blutdruckregulation wird im Körper hauptsächlich das Renin-Angiotensin-Aldosteron-System verwendet. Bei einer sinkenden Nierendurchblutung, z. B. verursacht durch einen Blutdruckabfall, kommt es zu einer vermehrten Freisetzung von Renin. Weiterhin wird vermehrt Aldosteron freigesetzt.

Wo im Körper wird das Aldosteron gebildet?

A Nebennierenrinde
B Hypophysenvorderlappen
C Hoden
D Schilddrüse
E Bauchspeicheldrüse

13.10 Mittelfristige Blutdruckregulation

Richtige Antwort: A.

Aldosteron ist ein Mineralkortikoid und wird in der **Nebennierenrinde** gebildet. Histologisch lässt sich die Nebennierenrinde übrigens in drei Schichten unterteilen. Die äußere Schicht wird Zona glomerulosa, die mittlere Schicht Zona fasciculata und die innere Schicht Zona reticularis genannt. In der mittleren Schicht werden die **Glukokortikoide** gebildet.

13 Kreislauf und Gefäßsystem

13.11 Blutdruckmessung

Nach welchem Arzt wurde die indirekte, unblutige Blutdruckmessung benannt?

A Adolf Kussmaul
B William Stokes
C John Cheyne
D Scipione Riva-Rocci
E Johann Karl Wendl

13.11 Blutdruckmessung

Richtige Antwort: D.

Scipione **Riva-Rocci** ist der italienische Arzt nach dem die indirekte, unblutige Blutdruckmessung benannt wurde. Daher die Abkürzung RR. Auch die anderen Genannten sind bekannte Ärzte. William Stokes und John Cheyne haben das pathologische Atemmuster, die **Cheyne-Stokes-Atmung,** zuerst beschrieben. Adolf Kussmaul hat die **Kussmaul-Atmung** beschrieben und Johann Karl Wendl ist der Erfinder des nasopharyngealen Atemwegshilfsmittels, des **Wendl-Tubus.**

14 Atmungssystem

14.1 Obere Atemwege

Ergänzen Sie die fehlenden Bildbeschriftungen (→ Abb. 14.1).

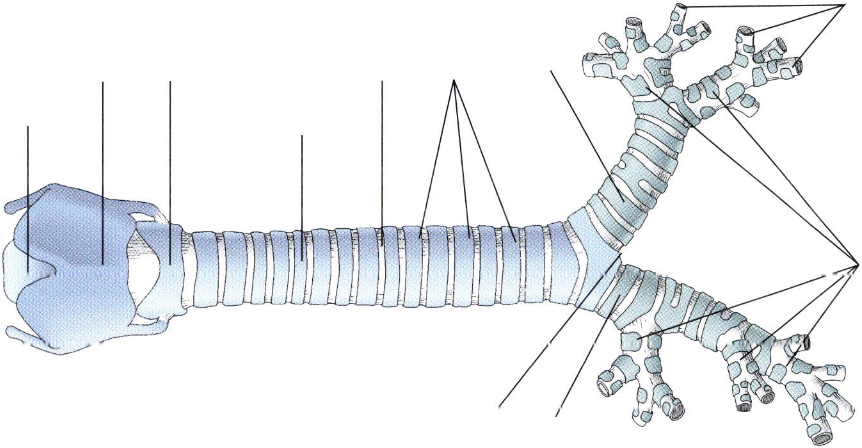

Abb. 14.1 Kehlkopf, Trachea und Bronchien in der Übersicht [L190]

14.1 Obere Atemwege (→ Abb. 14.2)

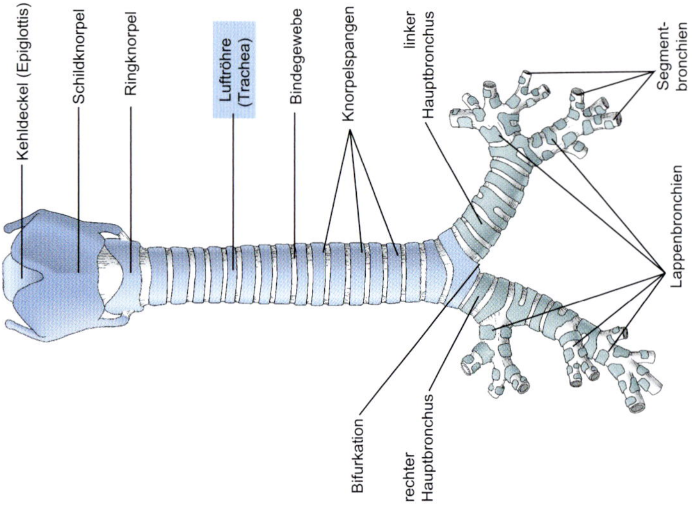

Abb. 14.2 Kehlkopf, Trachea und Bronchien in der Übersicht [L190]

14 Atmungssystem

14.2 Grundlagen des Atmungssystems

Ergänzen Sie die fehlenden Begriffe.

Der Körper ist mithilfe des __________ in der Lage zu atmen, das heißt __________ mit der Umgebung auszutauschen. Diesen Austausch zwischen __________ und Umgebung nennt man __________ Atmung. Im Gegensatz hierzu wird die in der Zelle ablaufende Gewinnung von ATP durch die Verbrennung von Nährstoffen mithilfe von Sauerstoff als __________ Atmung bezeichnet.

Atmungssystems, äußere, Blut, Gase, innere

14.2 Grundlagen des Atmungssystems

Der Körper ist mithilfe des Atmungssystems in der Lage zu atmen, das heißt Gase mit der Umgebung auszutauschen. Diesen Austausch zwischen Blut und Umgebung nennt man äußere Atmung. Im Gegensatz hierzu wird die in der Zelle ablaufende Gewinnung von ATP durch die Verbrennung von Nährstoffen mithilfe von Sauerstoff als innere Atmung bezeichnet.

14 Atmungssystem

14.3 Anatomie des Kehlkopfes

Ergänzen Sie die fehlenden Beschriftungen und zeigen Sie die Stelle, an der eine Koniotomie durchgeführt werden müsste (→ Abb. 14.3).

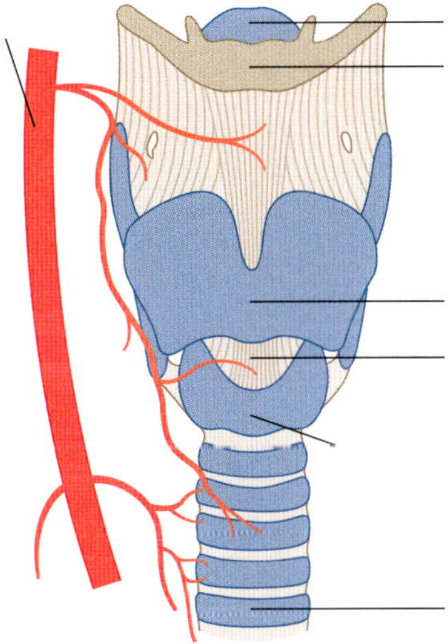

Abb. 14.3 Anatomie des Kehlkopfs [L231]

14.3 Anatomie des Kehlkopfes (→ Abb. 14.4)

Ein notfallmäßiger Zugang eines chirurgischen Atemwegs wird zwischen Schild- und Ringknorpel am **Ligamentum conicum** durchgeführt.

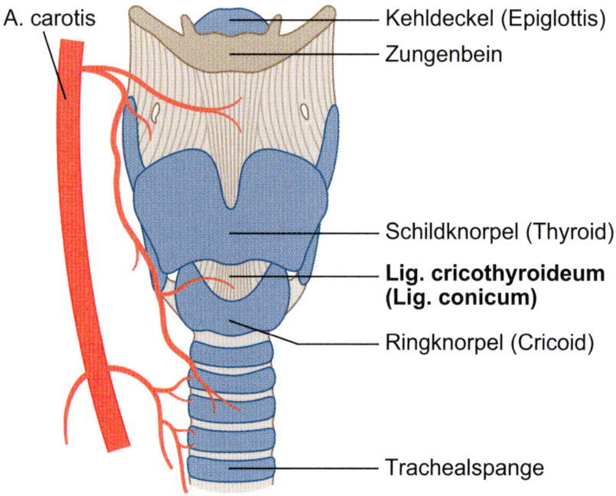

Abb. 14.4 Anatomie des Kehlkopfs [L231]

14 Atmungssystem

14.4 Trachea und Bronchien

In welchen Hauptbronchus rutscht ein Fremdkörper oder ein zu weit eingeführter Endotrachealtubus wahrscheinlicher? Begründen Sie anatomisch Ihre Antwort.

14.4 Trachea und Bronchien

Die Trachea teilt sich in Höhe des 5. Brustwirbels in den rechten und linken Hauptbronchus. Das keilartig hervorragende Knorpelstück, welches die Trachea in die beiden Hauptbronchien teilt, wird als **Carina** bezeichnet. Der **rechte Hauptbronchus** verläuft etwas **steiler** als der linke. Der Abgangswinkel des linken Hauptbronchus läuft flacher aufgrund des darunter liegenden Herzens. Wegen der Steilheit des rechten Hauptbronchus ist die Wahrscheinlichkeit höher, dass ein Fremdkörper oder ein Trachealtubus eher in den rechten Hauptbronchus hineinrutscht.

14 Atmungssystem

14.5 Surfactant-Faktor

Was versteht man unter dem Surfactant-Faktor? Erläutern Sie den Begriff mit Ihren eigenen Worten.

14.5 Surfactant-Faktor

Der Surfactant-Factor sorgt dafür, dass die Alveolen nicht kollabieren.
Die Innenfläche der **Alveolen** ist mit einem Gemisch aus Phospholipiden ausgekleidet. Diese Phospholipide werden in den Alveolarepithelzellen gebildet und auch als **Surfactant (surface active agent, Oberflächenfaktor)** bezeichnet. Der Surfactant reduziert die bei der Ausdehnung der Alveolen zu überwindende Oberflächenspannung. Somit lassen sich die Alveolen ohne großen Energieaufwand entfalten. Die spannungsmindernde Wirkung des Surfactants ist umso größer, je kleiner die Alveole ist. Dies ist notwendig, da kleinere Alveolen einen höheren Innendruck aufweisen als größere Alveolen. Surfactant-Faktor und die Zahl der elastischen Fasern, die die Alveolen wie ein Netz umgeben, sind die wichtigsten Einflussgrößen für die Lungendehnbarkeit. Diese wird auch als **Compliance** bezeichnet.

14 Atmungssystem

14.6 Thoraxwand

Ergänzen Sie die fehlenden Beschriftungen (→ Abb. 14.5).

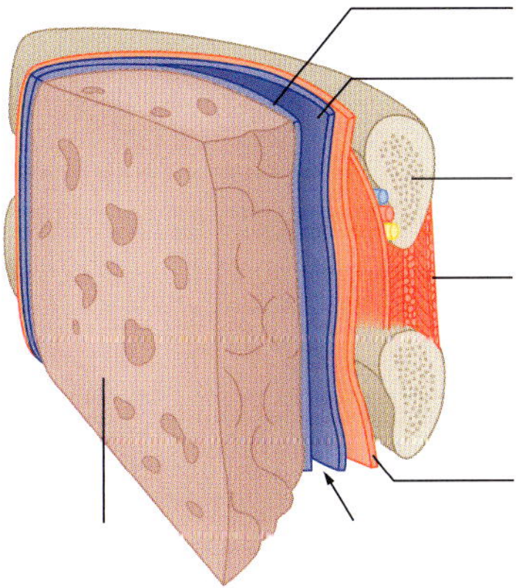

Abb. 14.5 Anatomie der Thoraxwand [L231]

14.6 Thoraxwand (→ Abb. 14.6)

Rippenfell und Lungenfell sind nur von einem mit Flüssigkeit gefüllten Spalt (Pleuraspalt) getrennt, in dem ein Unterdruck herrscht. Durch Kontraktion des Zwerchfells entsteht ein Sog auf die Lunge, sodass bei der Einatmung Luft in die Lunge gelangt.

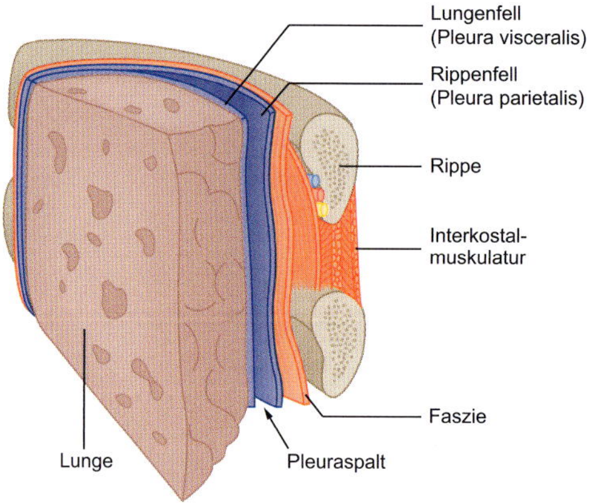

Abb. 14.6 Anatomie der Thoraxwand [L231]

14 Atmungssystem

14.7 Totraumvolumen

Als Totraumvolumen bezeichnet man die Luftmenge, die nicht am Gasaustausch teilnimmt.

Wie groß ist in etwa das Totraumvolumen bei einem 75 kg schweren Menschen?

A Ca. 75 ml
B Ca. 150 ml
C Ca. 750 ml
D Ca. 1.500 ml
E Ca. 2.100 ml

14.7 Totraumvolumen

Richtige Antwort: B.

Das **Totraumvolumen** entspricht ca. 2 ml/kg Körpergewicht. Bei einem 75 kg schweren Menschen sind das ca. 150 ml.

14 Atmungssystem

14.8 Atemvolumina

Ergänzen Sie die fehlenden Bildbeschriftungen (→ Abb. 14.7).

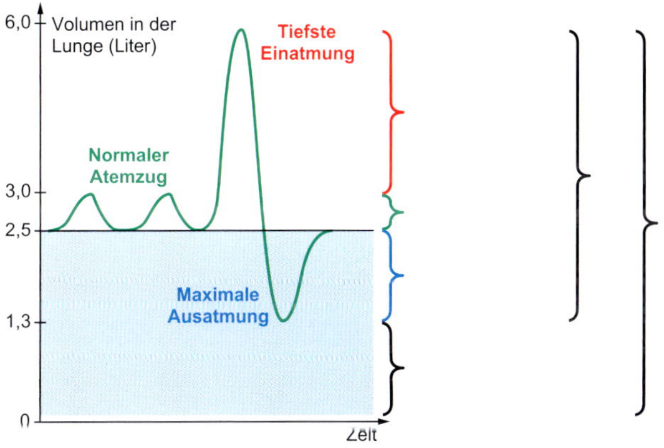

Abb. 14.7 Atemvolumina [L190]

14.8 Atemvolumina (→ Abb. 14.8)

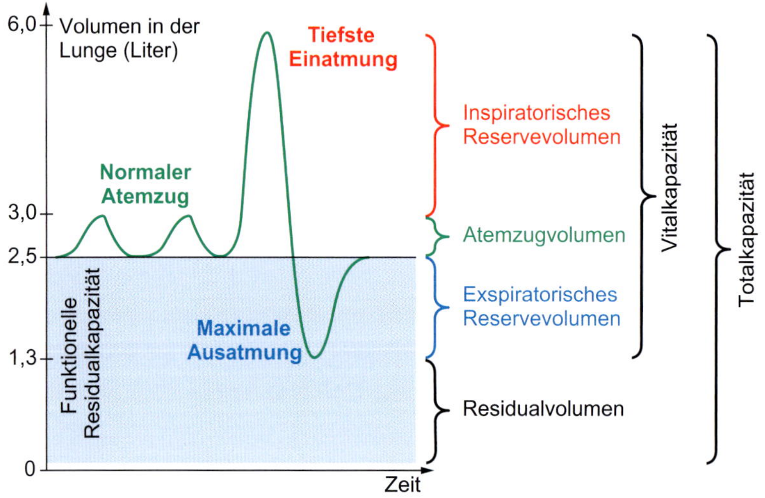

Abb. 14.8 Atemvolumina [L190]

14 Atmungssystem

14.9 Funktionelle Residualkapazität (FRC)

Erklären Sie den Begriff „funktionelle Residualkapazität (FRC)“.

14.9 Funktionelle Residualkapazität (FRC)

Sobald man verschiedene Atemvolumina addiert, spricht man von Kapazitäten. Ein Beispiel hierfür ist die **funktionelle Residualkapazität (FRC).** Sie setzt sich aus **exspiratorischem Reservevolumen** und **Residualvolumen** zusammen. Die FRC ist das Volumen, das nach normaler Ausatmung in der Lunge verbleibt und ständig an der Diffusion teilnimmt. Je kleiner dieses Volumen ist, desto weniger Sauerstoffreserven hat der Patient und desto schneller entsättigt er. Faktoren, die das Zwerchfell nach kranial drücken, verkleinern die FRC (→ Abb. 14.9).

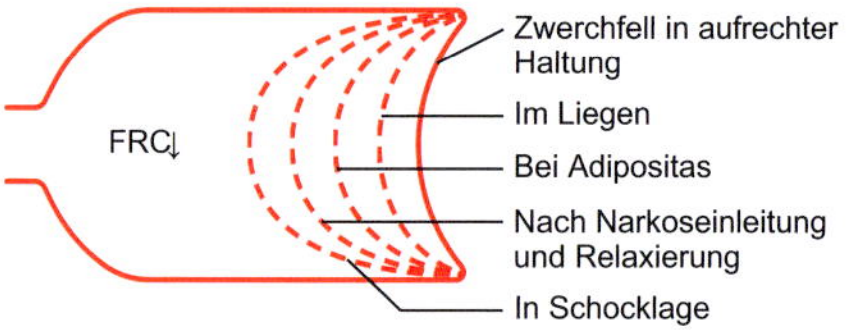

Abb. 14.9 Beeinflussung der funktionellen Residualkapazität [L231]

14 Atmungssystem

14.10 Hyperventilation

Ergänzen Sie die fehlenden Begriffe.

Eine Hyperventilation entsteht durch eine übermäßige __________ und führt zu einem __________ der __________ im Blut. Ein zu niedriger CO_2-Partialdruck im Blut wird als __________ bezeichnet und verursacht durch eine __________ der hirnversorgenden Blutgefäße eine __________ des Gehirns. Dies kann therapeutisch bei erhöhtem __________ genutzt werden und wird als __________ Hypokapnie bezeichnet. Oft tritt eine Hyperventilation im Rahmen eines akuten __________ auf. Sie kann auch durch eine __________, z. B. im Rahmen einer kardiopulmonalen Reanimation, verursacht werden. Dies geschieht insbesondere dann, wenn mit einer zu hohen __________ und zu großem __________ gearbeitet wird.

Abfall, Beatmungsfrequenz, Beatmungsvolumen, Hirndruck, Kohlendioxidkonzentration, Erregungszustands, übermäßige manuelle Beatmung, Ventilation, Hypokapnie, Vasokonstriktion, permissive, Minderdurchblutung

14.10 Hyperventilation

Eine Hyperventilation entsteht durch eine übermäßige Ventilation und führt zu einem Abfall der Kohlendioxidkonzentration im Blut. Ein zu niedriger CO_2-Partialdruck im Blut wird als Hypokapnie bezeichnet und verursacht durch eine Vasokonstriktion der hirnversorgenden Blutgefäße eine Minderdurchblutung des Gehirns. Dies kann therapeutisch bei erhöhtem Hirndruck genutzt werden und wird als permissive Hypokapnie bezeichnet. Oft tritt eine Hyperventilation im Rahmen eines akuten Erregungszustands auf. Sie kann auch durch eine übermäßige manuelle Beatmung, z. B. im Rahmen einer kardiopulmonalen Reanimation, verursacht werden. Dies geschieht insbesondere dann, wenn mit einer zu hohen Beatmungsfrequenz und zu großem Beatmungsvolumen gearbeitet wird.

14 Atmungssystem

14.11 Atemluft

Unsere Einatemluft besteht zu 78 % aus Stickstoff, zu 21 % aus Sauerstoff, zu 0,04 % aus Kohlendioxid und Edelgasen.

Wie viel Prozent Sauerstoff befinden sich in der Ausatemluft?

A 21 %
B 4 %
C 2 %
D 17 %
E 0,04 %

14.11 Atemluft

Richtige Antwort: D.

Lediglich 4 % des eingeatmeten **Sauerstoffs** werden im Körper verbraucht. Danach findet man in der Ausatemluft eine **Sauerstoffkonzentration** von **17 %.** Diese reicht immer noch aus, um durch eine Mund-zu-Mund-Beatmung einen Patienten oder eine Patientin zu oxygenieren. Die **Kohlendioxidkonzentration** erhöht sich von 0,04 % in der Einatemluft auf 4 % in der Ausatemluft. Lediglich die **Stickstoffkonzentration** bleibt völlig unbeeinflusst, wir atmen 78 % ein und wieder aus. Der Stickstoff ist das Gas, das nicht an der Diffusion teilnimmt und somit einen Kollaps der Alveolen verhindert.

14 Atmungssystem

14.12 Gasaustausch

Durch welchen physikalischen Prozess kommt es zum Übertritt von Sauerstoff aus den Alveolen in die Kapillaren bzw. von Kohlendioxid aus den Kapillaren in die Alveolen?

A Diffusion
B Transfusion
C Infusion
D Konversion
E Konvektion

14.12 Gasaustausch

Richtige Antwort: A.

Atemgase diffundieren zwischen dem Alveolarraum und den Kapillaren. Die **Diffusion** ist ein passiver Prozess. Das Gas diffundiert vom Raum des höheren Drucks zum Raum mit einem niedrigeren Teildruck des Gases. Die treibende Kraft bei der Diffusion ist die **Partialdruckdifferenz** eines Gases. Da diese bei Sauerstoff sehr groß ist, ist eine ausreichende Sauerstoffaufnahme durch Diffusion gewährleistet. Für das Kohlendioxid ist trotz kleiner Partialdruckdifferenz die Diffusion gewährleistet, da die **Diffusionsleitfähigkeit** für Kohlendioxid 20-mal größer ist als für Sauerstoff.

14 Atmungssystem

14.13 Sauerstoffanteil der Luft

Wie hoch ist der Sauerstoffanteil (F_iO_2) in unserer Umgebungsluft auf Meereshöhe bzw. bei einem Höhenaufenthalt auf 5.000 m?

A 100 % bzw. 77 %
B 78 % bzw. 56 %
C 21 % bzw. 17 %
D 21 % bzw. 21 %
E Je nach Wetterlage unterschiedlich

14.13 Sauerstoffanteil der Luft

Richtige Antwort: D.

Der Sauerstoffanteil auf Meereshöhe bzw. auf 5.000 m Höhe ist gleich hoch und liegt bei **21 %.** Da sich der Luftdruck allerdings unterscheidet, ergibt sich auf den entsprechenden Höhen ein anderer **Teildruck (Partialdruck)** des jeweiligen Gases. Auf Meereshöhe beträgt der Gesamtluftdruck 760 mmHg. 21 % von 760 mmHg ergibt einen Teildruck von 159 mmHg für Sauerstoff. Den Rest teilen sich der Stickstoff mit ca. 593 mmHg, Kohlendioxid und die Edelgase. Der **Sauerstoffpartialdruck** (pO_2) beträgt in den **Alveolen** 100 mmHg und führt in der Regel zu einer Sauerstoffsättigung des Blutes von 97–100 %.
Auf einer Höhe von 5.000 m beträgt der Gesamtluftdruck nur noch 405 mmHg. Hieraus ergibt sich nur noch ein Sauerstoffpartialdruck von 85 mmHg. In den Alveolen beträgt der pO_2 nur noch 55 mmHg, was zu einer Sauerstoffsättigung von 77 % führt.

14 Atmungssystem

14.14 Sauerstoffverbrauch

Wie groß ist der Sauerstoffverbrauch eines erwachsenen Menschen in körperlicher Ruhe?

A Ca. 6–8 ml/kg/Min.
B Ca. 12–20 ml/kg/Min.
C Ca. 3–4 ml/kg/Min.
D Ca. 500–600 ml/kg/Min.
E Ca. 12–15 ml/kg/Min.

14.14 Sauerstoffverbrauch

Richtige Antwort: C.

Ein Erwachsener verbraucht in körperlicher Ruhe **3–4 ml/kg Körpergewicht Sauerstoff pro Minute.** Bei maximaler körperlicher Anstrengung oder Stress erhöht sich der Sauerstoffverbrauch sehr schnell um das Zehnfache. Neugeborene und Säuglinge haben schon in Ruhe einen doppelt so hohen Sauerstoffverbrauch wie Erwachsene, also 6–8 ml/kg Körpergewicht pro Minute.

14 Atmungssystem

14.15 Hypoxie und Hypoxämie

Ergänzen Sie die fehlenden Begriffe.

Fällt die pulsoxymetrisch gemessene __________ auf einen Wert von unter 90 %, wird dies als __________ bezeichnet. Sauerstoff wird größtenteils an __________ gebunden im Blut transportiert. Nur ein kleiner Anteil des Sauerstoffs befindet sich gelöst im __________. Kommt es aufgrund eines sehr niedrigen Sauerstoffgehalts im Blut zu einer __________ der Zellen mit Sauerstoff, bezeichnet man diesen __________ im Gewebe als __________.

Blutplasma, Hämoglobin, Hypoxämie, Hypoxie, Minderversorgung, Sauerstoffmangel, Sauerstoffsättigung

14.15 Hypoxie und Hypoxämie

Fällt die pulsoxymetrisch gemessenen Sauerstoffsättigung auf einen Wert von unter 90 %, wird dies als Hypoxämie bezeichnet. Sauerstoff wird größtenteils an Hämoglobin gebunden im Blut transportiert. Nur ein kleiner Anteil des Sauerstoffs befindet sich gelöst im Blutplasma. Kommt es aufgrund eines sehr niedrigen Sauerstoffgehalts im Blut zu einer Minderversorgung der Zellen mit Sauerstoff, bezeichnet man diesen Sauerstoffmangel im Gewebe als Hypoxie.

14 Atmungssystem

14.16 Zyanose

Ergänzen Sie die fehlenden Begriffe.

Als Zyanose bezeichnet man die __________ von Haut und Schleimhäuten. Grund hierfür ist eine verminderte __________ des Blutes (__________). Sauerstoffarmes (desoxygeniertes) Blut ist dunkler als sauerstoffreiches (oxygeniertes) Blut. Erst wenn mehr als 5 g/dl des __________ nicht mit Sauerstoff beladen sind, wird eine Zyanose sichtbar, was etwa einer SpO_2 von __________ entspricht. Sind keine Sauerstoffträger mehr vorhanden, z. B. im __________, kann eine Zyanose fehlen. Man unterscheidet eine periphere von einer zentralen Zyanose. Bei einer __________ Zyanose ist das gesamte __________ nicht ausreichend gesättigt. Sie betrifft somit den gesamten Körper. Eine blaue __________ ist ein guter Indikator für eine zentrale Zyanose. Eine periphere Zyanose entsteht aufgrund einer erhöhten __________ im Gewebe, beispielsweise in Schockzuständen, und betrifft die Körperperipherie.

Zunge, Blauverfärbung, Blut, Hämoglobins, Hypoxämie, Sauerstoffausschöpfung, Sauerstoffsättigung, zentralen, 75 %, hämorrhagischen Schock

14.16 Zyanose

Als Zyanose bezeichnet man die Blauverfärbung von Haut und Schleimhäuten. Grund hierfür ist eine verminderte Sauerstoffsättigung des Blutes (Hypoxämie). Sauerstoffarmes (desoxygeniertes) Blut ist dunkler als sauerstoffreiches (oxygeniertes) Blut. Erst wenn mehr als 5 g/dl des Hämoglobins nicht mit Sauerstoff beladen sind, wird eine Zyanose sichtbar, was etwa einer SpO_2 von 75 % entspricht. Sind keine Sauerstoffträger mehr vorhanden, z. B. im hämorrhagischen Schock, kann eine Zyanose fehlen. Man unterscheidet eine periphere von einer zentralen Zyanose. Bei einer zentralen Zyanose ist das gesamte Blut nicht ausreichend gesättigt. Sie betrifft somit den gesamten Körper. Eine blaue Zunge ist ein guter Indikator für eine zentrale Zyanose. Eine periphere Zyanose entsteht aufgrund einer erhöhten Sauerstoffausschöpfung im Gewebe, beispielsweise in Schockzuständen, und betrifft die Körperperipherie.

14 Atmungssystem

14.17 Pathologische Atemmuster

Normalerweise ist die Atmung eines gesunden Erwachsenen regelmäßig und alle Atemzüge haben ungefähr das gleiche Zugvolumen.

Wie bezeichnet man das pathologische Atemmuster, das bei einer Übersäuerung des Blutes zu beobachten ist?

A Biot-Atmung
B Kussmaul-Atmung
C Cheyne-Stokes-Atmung
D Schnappatmung
E Agonale Atmung

14.17 Pathologische Atemmuster

Richtige Antwort: B.

Durch sehr tiefe und regelmäßige Atemzüge versucht der Körper **Kohlendioxid** abzuatmen, um damit die Übersäuerung des Blutes (Azidose) auszugleichen. Dieses pathologische Atemmuster wurde nach seinem **Erstbeobachter Adolf Kussmaul,** einem deutschen Arzt, benannt. Die Kussmaul-Atmung tritt bei Diabetikern auf, die sich in einer Ketoazidose befinden.

14 Atmungssystem

14.18 Gasaustausch in den Alveolen

Ergänzen Sie die fehlenden Bildbeschriftungen (→ Abb. 14.10).

Sauerstoffreiches, Sauerstoffarmes, Alveole, Lungenarterie, Lungenvene, Bronchiole, Lungenkapillare, 0,03; 4, 17, 21, 40, 40, 40, 46, 78, 78, 95, 100

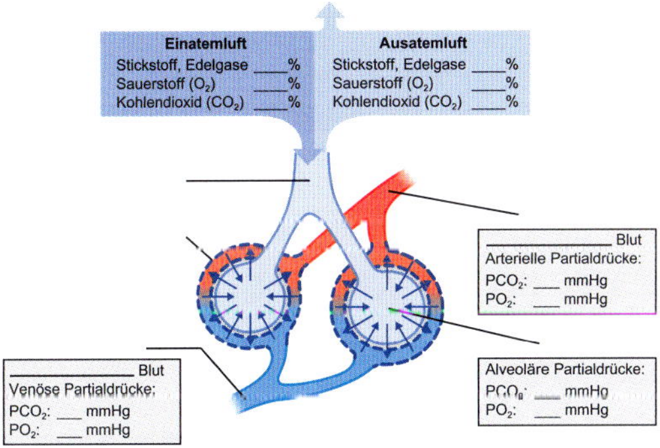

Abb. 14.10 Gasaustausch in den Alveolen [L231]

14.18 Gasaustausch in den Alveolen (→ Abb. 14.11)

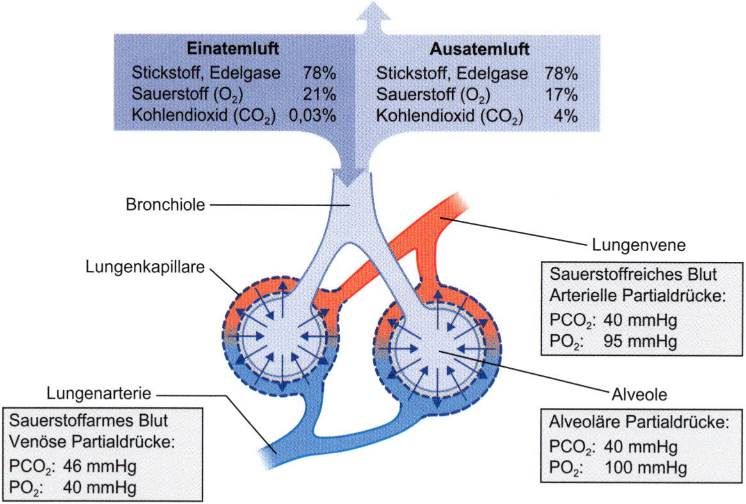

Abb. 14.11 Gasaustausch in den Alveolen [L231]

14 Atmungssystem

14.19 Atmungskontrolle über die Blutgase

Ergänzen Sie die fehlenden Begriffe.

Hält man die Luft an, muss man zwangsläufig irgendwann wieder anfangen zu atmen. Dafür verantwortlich sind der ____________ des Kohlendioxidpartialdrucks im Blut sowie der ____________ des pH-Werts. Diese Werte werden hauptsächlich über zentrale ____________ in der ____________ des Hirnstamms gemessen. Patienten und Patientinnen mit chronischen Atemwegserkrankungen haben dauerhaft eine erhöhte ____________ im Blut. Der Atemantrieb erfolgt bei ihnen über einen Abfall der ____________. Diese wird hauptsächlich durch periphere Chemosensoren an der ____________ und dem Aortenbogen gemessen. Chemosensoren sind kleine Messfühler, die die Informationen über den parasympathischen Anteil des IX. (____________) und X. (____________) Hirnnervs an das Atemzentrum weiterleiten.

Kohlendioxidkonzentration, Sauerstoffkonzentration, N. vagus, Abfall, Anstieg, Chemosensoren, Medulla oblongata, Carotisgabel, N. glossopharyngeus

14.19 Atmungskontrolle über die Blutgase

Hält man die Luft an, muss man zwangsläufig irgendwann wieder anfangen zu atmen. Dafür verantwortlich sind der Anstieg des Kohlendioxidpartialdrucks im Blut sowie der Abfall des pH-Werts. Diese Werte werden hauptsächlich über zentrale Chemosensoren in der Medulla oblongata des Hirnstamms gemessen. Patienten und Patientinnen mit chronischen Atemwegserkrankungen haben dauerhaft eine erhöhte Kohlendioxidkonzentration im Blut. Der Atemantrieb erfolgt bei ihnen über einen Abfall der Sauerstoffkonzentration. Diese wird hauptsächlich durch periphere Chemosensoren an der Carotisgabel und dem Aortenbogen gemessen. Chemosensoren sind kleine Messfühler, die die Informationen über den parasympathischen Anteil des IX. (N. glossopharyngeus) und X. (N. vagus) Hirnnervs an das Atemzentrum weiterleiten.

14 Atmungssystem

14.20 Atmung bei Kindern

Ergänzen Sie die fehlenden Begriffe.

Kinder fallen bei einer Apnoe mit der ______________ schneller ab als Erwachsene. Dies liegt unter anderem daran, dass der ______________ bei Kindern mit ______________ doppelt so hoch ist wie bei Erwachsenen. Eine ______________ bei Kindern führt schnell zu einer Bradykardie. Aus diesem Grund muss im Gegensatz zu Erwachsenen bei Einleitung einer Notfallnarkose beim Kind immer eine sanfte ______________ durchgeführt werden. Das Atemzugvolumen errechnet sich wie beim Erwachsenen mit ______________.

Hypoxie, Sauerstoffverbrauch, Sauerstoffsättigung, Zwischenbeatmung, 6–8 ml/kg KG, 6–8 ml/kg/Min.

14.20 Atmung bei Kindern

Kinder fallen bei einer Apnoe mit der Sauerstoffsättigung schneller ab als Erwachsene. Dies liegt unter anderem daran, dass der Sauerstoffverbrauch bei Kindern mit 6–8 ml/kg/Min. doppelt so hoch ist wie bei Erwachsenen. Eine Hypoxie bei Kindern führt schnell zu einer Bradykardie. Aus diesem Grund muss im Gegensatz zu Erwachsenen bei Einleitung einer Notfallnarkose beim Kind immer eine sanfte Zwischenbeatmung durchgeführt werden. Das Atemzugvolumen errechnet sich wie beim Erwachsenen mit 6–8 ml/kg KG.

14 Atmungssystem

14.21 CO_2-Messung

Markieren Sie in → Abb. 14.12 die Stelle, an der die Messung des Kohlendioxidgehalts in der Atemluft erfolgt.

Wie wird die Messung des Werts und wie die grafische Darstellung bezeichnet?

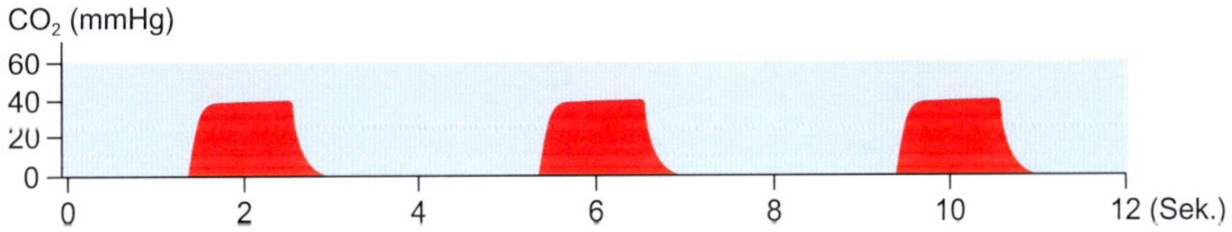

Abb. 14.12 CO_2-Kurve [L231]

14.21 CO_2-Messung

Die Messung des Kohlendioxidgehalts wird am **Ende der Exspirationsphase** gemessen, daher **endtidaler CO_2-Wert ($etCO_2$)** (→ Abb. 14.13). Wird nur der Zahlenwert ermittelt, bezeichnet man dies als **Kapnometrie.** Stellt man zusätzlich zu einem Zahlenwert noch eine Messkurve dar, so spricht man von der **Kapnografie**.

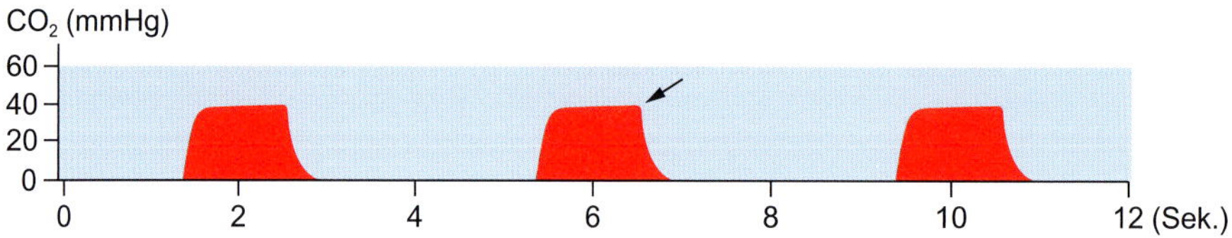

Abb. 14.13 CO_2-Kurve [L231]

14 Atmungssystem

14.22 Kohlendioxidgehalt der Atemluft

Wie hoch ist der normale Kohlendioxidgehalt in der Atemluft am Ende einer Ausatmung?

A 10–20 mmHg
B 20–30 mmHg
C 30–40 mmHg
D 40–50 mmHg
E 50–60 mmHg

14.22 Kohlendioxidgehalt der Atemluft

Richtige Antwort: C.

Der normale **Kohlendioxidgehalt** der Atemluft am Ende der Ausatmung beträgt 30–40 mmHg. Dieser Wert liegt ca. 3–5 mmHg unter dem **arteriellen Kohlendioxidpartialdruck,** wie er in einer Blutgasanalyse gemessen wird. Dies liegt an der arterio-endexspiratorischen Differenz, die durch ein Ungleichgewicht zwischen Perfusion und Ventilation entsteht.

15 Stoffwechsel und Ernährung

15.1 Aufgaben des Verdauungssystems

Das Verdauungssystem ist ein wichtiges und komplexes Organsystem.

Beschreiben Sie die Aufgaben des Verdauungssystems.

Nennen Sie die Nahrungsbestandteile, die im Verdauungssystem gespalten werden.

Geben Sie an, in welchem Abschnitt des Verdauungstrakts diese Spaltung stattfindet.

15.1 Aufgaben des Verdauungssystems

Das **Verdauungssystem** dient dazu, den Körper mit Energie und bestimmten Elementen zu versorgen. Die **Energie** wird über die Spaltung der **Nährstoffe** gewonnen und aus den über die Nahrung aufgenommenen Stoffen werden körpereigene Substanzen gebildet.
Die nachfolgenden Nahrungsbestandteile werden gespalten:

- **Kohlenhydrate:** Stärkespaltung beginnt im Mund.
- **Eiweiße:** werden im Magen und Dünndarm gespalten.
- **Fette:** werden nur im Dünndarm gespalten.

15 Stoffwechsel und Ernährung

15.2 Aufbau des Verdauungssystems

Das komplexe Verdauungssystem erstreckt sich fast über unseren gesamten Körper.

Beschriften Sie die einzelnen Bestandteile (→ Abb. 15.1).

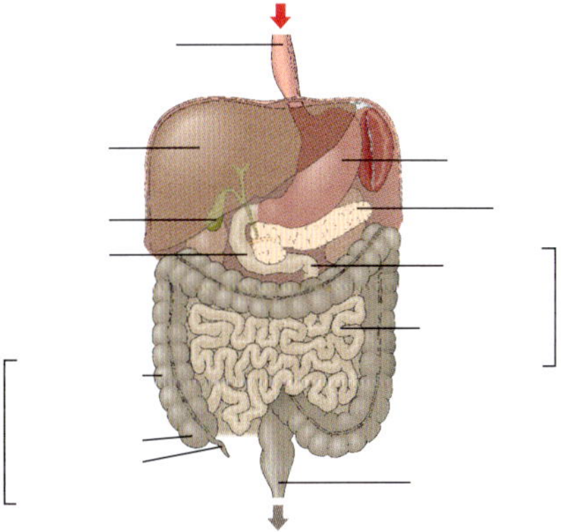

Abb. 15.1 Verdauungssystem
[L190]

15.2 Aufbau des Verdauungssystems (→ Abb. 15.2)

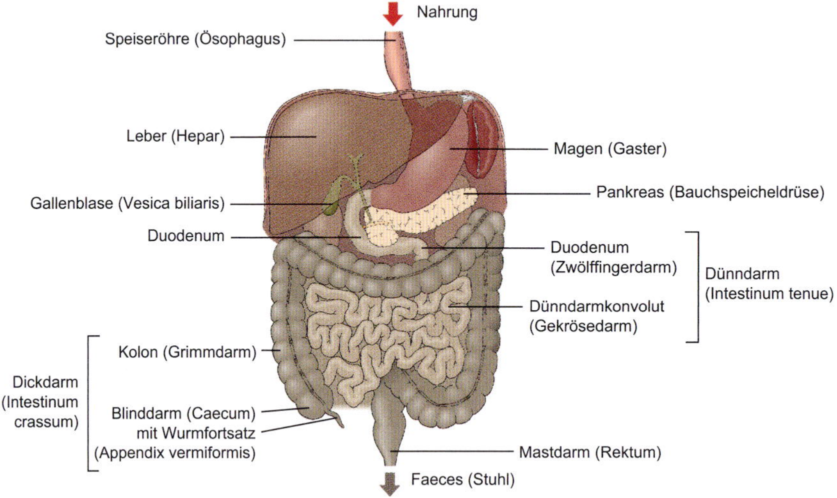

Abb. 15.2 Verdauungssystem [L190]

15 Stoffwechsel und Ernährung

15.3 Mesenterium

Die Struktur, an dem die Darmabschnitte aufgehängt sind, ist das Mesenterium.

Beschreiben Sie Lage und Aufbau des Mesenteriums.

15.3 Mesenterium

Das **Mesenterium** (auch Darmgekröse genannt) ist der Übergang zwischen beiden Blättern des **Peritoneums.** Aufgehängt sind hier Teile des **Dünndarms** (Jejunum und Ileum). Das Mesenterium ist mit Gefäßen durchzogen, die unter anderem diese Darmabschnitte versorgen. Kommt es zu einem Verschluss dieser Gefäße **(Mesenterialinfarkt),** können Teile des Darms geschädigt werden und zu einem **Darmverschluss** (Ileus) führen.

15 Stoffwechsel und Ernährung

15.4 Speiseröhre

Die Speiseröhre (Ösophagus) ist ein Muskelschlauch, bestehend aus quergestreifter Muskulatur, die im weiteren Verlauf in glatte Muskulatur übergeht. Über peristaltische Kontraktionen wird der Speisebrei zum Magen befördert. Beim Erwachsenen ist die Speiseröhre ca. 22–25 cm lang.

Nennen Sie die drei physiologischen Engstellen der Speiseröhre.

15.4 Speiseröhre

1. Ringknorpelenge
2. Aortenenge
3. Zwerchfellenge

Beim **Schluckakt** besteht die Gefahr, dass die **Nahrungsmittel** an diesen Engstellen nicht weiterbefördert werden können. Im Bereich der **Trachea** kann die Atmung in einem solchen Fall durch die Ausdehnung behindert werden.

15 Stoffwechsel und Ernährung

15.5 Aufbau des Magens

Der Magen (Gaster) ist ein Muskelsack aus glatter Muskulatur, die in Schichten aufeinanderliegt. Im Magen wird der Nahrungsbrei weiter durchmischt und es werden verschiedene Substanzen zugeführt, welche die in der Mundhöhle begonnene Verdauung fortsetzen.

Beschriften Sie → Abb. 15.3.

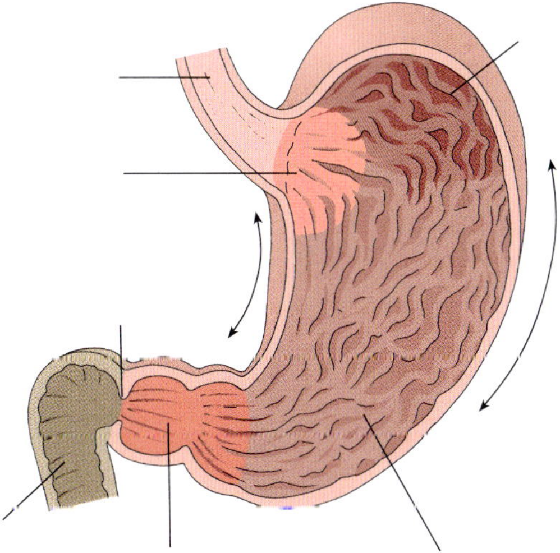

Abb. 15.3 Magenaufbau [L190]

15.5 Aufbau des Magens

Die Mageninnenwand besteht aus einem einschichtigen hochprismatischen **Epithelgewebe,** das in Falten gelegt ist. In dieser Struktur befinden sich die Drüsen der **Magenwand.**

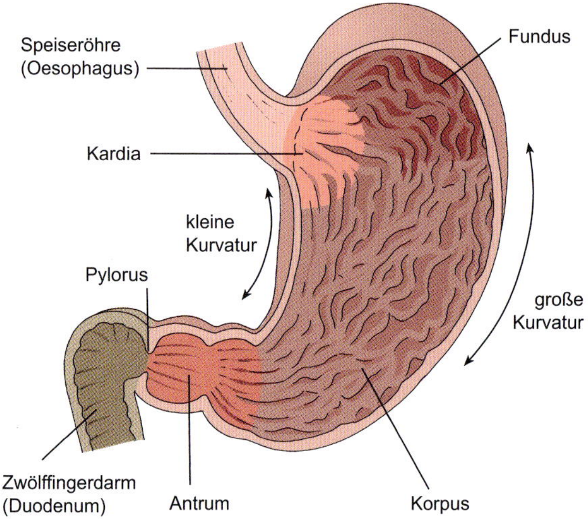

Abb. 15.4 Magenaufbau [L190]

15 Stoffwechsel und Ernährung

15.6 Magenwand

Im Magen werden verschiedene Sekrete in der Magenwand gebildet.

Benennen Sie die drei Sekretzellen in der Magenwand und deren Sekretion.

15.6 Magenwand

1. **Hauptzellen** bilden Pepsinogen als Vorstufe des Pepsins (Eiweißspaltung).
2. **Nebenzellen** bilden Magenschleim zum Schutz der Magenwand.
3. **Belegzellen** bilden Salzsäure zur Desinfektion und Aktivierung des Pepsinogens in Pepsin.

15 Stoffwechsel und Ernährung

15.7 Dünndarm: Zwölffingerdarm

Der erste Abschnitt des Dünndarms ist der Zwölffingerdarm (Duodenum). In diesen münden die Sekrete der Leber und der Bauchspeicheldrüse.

Wie heißen die Ausführungsgänge dieser beiden Organe und welche Sekrete werden darin befördert?

15.7 Dünndarm: Zwölffingerdarm

Aus der **Leber** wird die Gallenflüssigkeit in den **Ductus choledochus** geleitet und aus der Bauchspeicheldrüse Verdauungsenzyme und Bikarbonat in den **Ductus pancreaticus,** die dann gemeinsam in den Dünndarm münden. Dieser Durchtritt wir als **Papilla Vateri** bezeichnet.

15 Stoffwechsel und Ernährung

15.8 Dünndarm: Abschnitte

Der Dünndarm (Intestinum tenue) hat eine Länge von ca. 4 m. Dabei teilt er sich in verschiedene Abschnitte auf.

Nennen Sie die einzelnen Abschnitte des Dünndarms.

15.8 Dünndarm: Abschnitte

- **Duodenum:** Das Duodenum hat eine Länge von ca. 25 cm (Breite von etwa 12 Fingern). Am Ende des Zwölffingerdarms münden der Gang der Bauchspeicheldrüse (Ductus pancreaticus) und der Gallengang (Ductus choledochus) meist gemeinsam ein.
- **Jejunum:** Nach einem starken Knick des Zwölffingerdarms beginnt der **Leerdarm** (Jejunum). Dieser Abschnitt liegt intraperitoneal und geht am Ende in den Krummdarm über.
- **Ileum:** Der letzte Abschnitt des Dünndarms ist der **Krummdarm.** Dieser stellt ca. 3/5 der Dünndarmlänge dar und mündet über die Ileozäkalklappe in das Zäkum.

15 Stoffwechsel und Ernährung

15.9 Leber

Die Leber (Hepar) stellt das größte Drüsenorgan dar. Sie besitzt einen endokrinen und exokrinen Anteil. Im Pfortaderkreislauf ist die Leber das Zielorgan. Die im Verdauungstrakt aufgenommenen Stoffe werden also überwiegend zunächst der Leber zugeführt und gelangen dann über die Hohlvene in den Blutkreislauf.

Nennen Sie sechs Aufgaben der Leber.

15.9 Leber

- **Ausscheidung des Bilirubins: Bilirubin** ist ein Abbauprodukt der in dem Porenfilter der Milz zerstörten Erythrozyten (Hämoglobin). Es wird über die Leber (Gallenflüssigkeit) dem Verdauungstrakt zugeführt und über den Darm ausgeschieden.
- **Gallenproduktion:** Exokrine Leberzellen produzieren **Gallenflüssigkeit.** Diese wird in der Gallenblase gesammelt und in den Zwölffingerdarm abgegeben.
- **Gerinnung:** Die Leber produziert Hormone (z. B. Heparin), welche die **Gerinnung** beeinflussen.
- **Stoffwechsel: Glukose** wird als Speicherstoff Glykogen in der Leber vorgehalten.
- **Abwehr:** Makrophagen werden in der Leber vorgehalten, welche über die Phagozytose der unspezifischen Abwehr dienen.
- **First-Pass-Effekt:** Filterung und Veränderung von Stoffen, die im Magen-Darm-Trakt aufgenommen worden sind und über den **Pfortaderkreislauf** zunächst der Leber zugeführt werden
- **Entgiftung:** Verschiedene Stoffe werden entgiftet, inaktiviert und i. d. R. danach ausgeschieden.
- **Harnstoffbildung:** Über Ammoniak wird in der Leber **Harnstoff** gebildet.

15 Stoffwechsel und Ernährung

15.10 Bauchspeicheldrüse

Die Bauchspeicheldrüse (Pankreas) liegt quer zur Wirbelsäule im Oberbauch und z. T. im Peritoneum. Sie produziert verschiedene Sekrete.

Benennen Sie diese exokrinen Sekrete und beschreiben Sie deren Aufgaben.

15.10 Bauchspeicheldrüse

- **Lipase** zur Fettspaltung
- **Beta-Amylase** zur Kohlenhydratspaltung
- **Trypsinogen** zur Eiweißspaltung
- **Bikarbonat** zur Pufferung des sauren Magenspeisebreis

Wird durch starkes Erbrechen weniger Magensäure in den Zwölffingerdarm geleitet, kann es durch die Einwirkung des Bikarbonats zu einer Verschiebung des pH-Werts in den alkalischen Bereich kommen (metabolische Alkalose).

15 Stoffwechsel und Ernährung

15.11 Ileozäkalklappe

Der Dünndarm geht in den Dickdarm über. An dieser Übergangsstelle liegt die Ileozäkalklappe.

Beschreiben Sie die Aufgabe dieser Struktur.

15.11 Ileozäkalklappe

Die **Ileozäkalklappe** verhindert den Rückfluss von Nahrungsbestandteilen aus dem Dickdarm in den Dünndarm. Im **Dickdarm** befinden sich verschiedene Bakterien, die im Dünndarm zu Störungen führen würden.

15 Stoffwechsel und Ernährung

15.12 Dickdarm

Nennen Sie die Abschnitte des mittleren Dickdarmabschnitts und drei Aufgaben des Dickdarms.

15.12 Dickdarm

Der mittlere Dickdarmabschnitt (Colon) teilt sich in drei Abschnitte: Colon ascendens (aufsteigend) – Colon transversum (querverlaufend) – Colon descendens (absteigend).
Die Aufgaben des Dickdarms sind:

1. Entzug von Restwasser (die größte Wassermenge wird über den Dünndarm aufgenommen)
2. Aufnahme von bestimmten Vitaminen
3. Aufspaltung unverdauter Nahrungsreste durch Bakterien

15 Stoffwechsel und Ernährung

15.13 Pfortadersystem

Das Pfortadersystem mündet in die Leber.

Beschreiben Sie Aufgabe und Entsorgungsgebiet des Pfortaderkreislaufs.

15.13 Pfortadersystem

Das **Pfortadersystem** führt das nährstoffreiche Blut aus den Bauchorganen zur **Leber.** Hier finden die spezifischen Aufgaben der Leber statt, wie etwa Entgiftung oder Veränderung oral aufgenommener Medikamente (First-Pass-Effekt). Durch eine Erkrankung der Leber kann die Durchflussrate vermindert sein, es entsteht ein portaler Hochdruck. Durch diesen erhöhten Druck können sich **Varizen** im Bereich des Pfortadersystems bilden.

16 Niere, Harnwege, Wasser- und Elektrolythaushalt

16.1 Lage und Aufgaben der Nieren

Beschreiben Sie Lage und Aufgaben der Nieren.

16.1 Lage und Aufgaben der Nieren

Die **Nieren** befinden sich retroperitoneal in Höhe des 12. Brustwirbels bis 3. Lendenwirbels. Die rechte Niere liegt meistens etwas tiefer.
Aufgaben:

- Filtration der harnpflichtigen Substanzen
- Regulation des Wasser-Elektrolyt-Haushalts
- Regulation des Säure-Basen-Haushalts
- Bildung und Ausschüttung des Erythropoetins (Blutbildung)
- Regulation des Blutdrucks

16 Niere, Harnwege, Wasser- und Elektrolythaushalt

16.2 Aufbau der Nieren

Die Niere besitzt für ihre Aufgabe verschiedene Strukturen.

Beschriften Sie → Abb. 16.1.

a 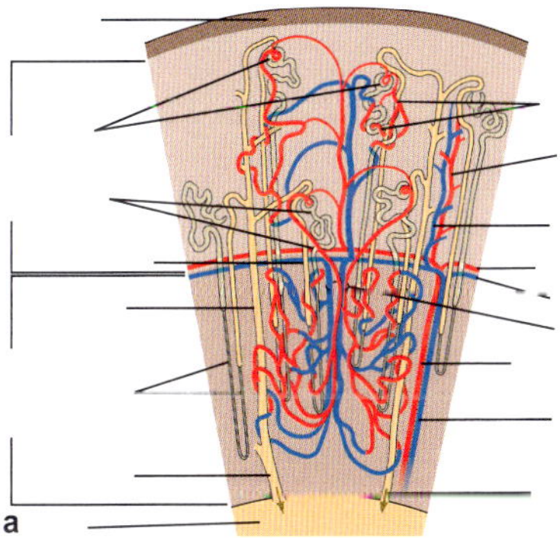

b 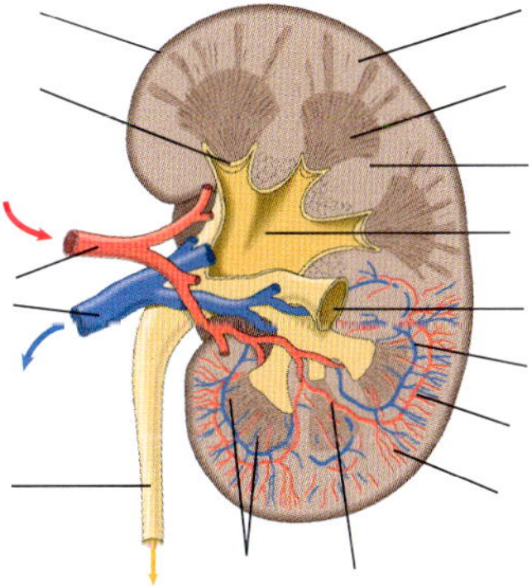

Abb. 16.1 Nierenaufbau [L190]

16.2 Aufbau der Nieren (→ Abb. 16.2)

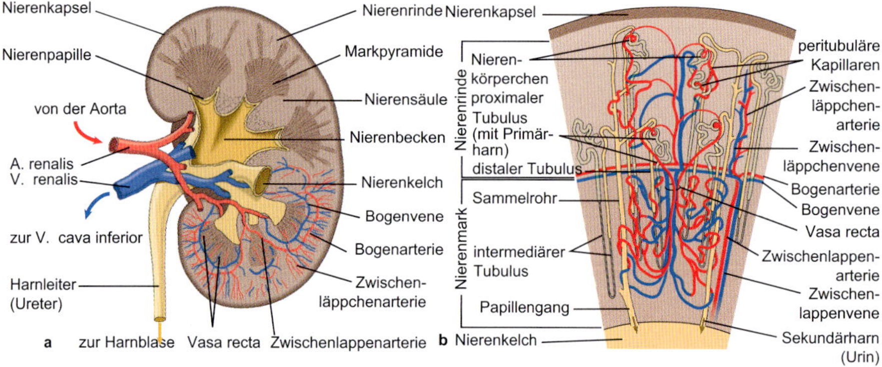

Abb. 16.2 Nierenaufbau [L190]

16 Niere, Harnwege, Wasser- und Elektrolythaushalt

16.3 Primär- und Sekundärharn

In den Kapillaren des Glomerulum wird der Primärharn durch Filtration gebildet und gelangt über das innere Blatt der Bowman-Kapsel in den Tubulusapparat.

Welche Menge an Primär- und Sekundärharn wird in 24 Std. durchschnittlich gebildet?

16.3 Primär- und Sekundärharn

Es werden durchschnittlich ca. 150 l **Primärharn** in den Nieren gebildet. Der größte Teil wird im Tubulusapparat in das Blut zurückgeführt. Übrig bleiben ca. 1,5 l **Endharn.**

16 Niere, Harnwege, Wasser- und Elektrolythaushalt

16.4 Regulation der Urinmenge

Die ausgeschiedene Urinmenge wird an die zugeführte Flüssigkeit und den Flüssigkeitsbedarf angepasst.

Über welche Hormone wird die Wasserausscheidung der Niere reguliert?

16.4 Regulation der Urinmenge

Eine Steuerung der ausgeschiedenen Urinmenge erfolgt über die Hormone **ADH** (anti-diuretisches Hormon) und **Aldosteron.** Beide bewirken prinzipiell eine vermehrte Wasserrückresorption im Tubulusapparat in das Blut. Über eine verminderte Urinausscheidung wird das Blutvolumen vergrößert, der Blutdruck steigt.

Aldosteron bewirkt zudem über eine verminderte Natrium- und verstärkte Kaliumausscheidung eine Regulierung des Elektrolythaushalts.

16 Niere, Harnwege, Wasser- und Elektrolythaushalt

16.5 Die Nieren als Puffersystem

Neben der Blutdrucksteuerung über das Renin-Angiotensin-System bildet die Niere ein Puffersystem für den Säure-Basen-Haushalt.

Wie ist der normale Blut-pH-Wert und wie heißen die Verschiebungen über und unter den Normalwert?

16.5 Die Nieren als Puffersystem

Der normale **Blut-pH-Wert** liegt bei 7,40 (zwischen 7,37 und 7,43). Eine Verschiebung des pH-Werts über 7,43 wird als **Alkalose** und ein Abfall unter 7,37 wird als **Azidose** bezeichnet. Eine Pufferung erfolgt neben den Nieren über Blut und Atmung. Eine Abweichung vom Normalwert kann schnell lebensbedrohliche Zustände hervorrufen.

16 Niere, Harnwege, Wasser- und Elektrolythaushalt

16.6 Störungen des Säure-Basen-Haushalts

Eine Verschiebung des pH-Werts hat metabolische oder respiratorische Ursachen.

Nennen Sie Beispiele für die Störungen des Säure-Basen-Haushalts.

16.6 Störungen des Säure-Basen-Haushalts

- **Respiratorische Azidose:** Diese entsteht bei Ateminsuffizienzen oder einem Atemstillstand. Durch die verminderte Abatmung von Kohlendioxid bildet dieser ein saures Milieu, z. B. durch Bildung von Kohlensäure oder Wasserstoffionen im Körper.
- **Respiratorische Alkalose:** Eine Hyperventilation bewirkt eine verstärkte Abatmung von Kohlenmonoxid und durch diesen Mangel kommt es zu einer Verschiebung in den alkalischen Bereich.
- **Metabolische Azidose:** Die vermehrte Bildung von Wasserstoffionen oder sauren Ketonkörpern verschiebt den pH-Wert in den sauren Bereich. Mögliche Ursachen sind mikrozirkulatorische Prozesse beim Volumenmangelschock oder eine diabetische Ketoazidose, bedingt durch saure Ketonkörper. Diese entstehen bei verstärkter Verbrennung von Fettsäuren in der Leber.
- **Metabolische Alkalose:** kann bei starkem Erbrechen durch den Verlust von Magensäure entstehen.

16 Niere, Harnwege, Wasser- und Elektrolythaushalt

16.7 Regulation des Elektrolythaushalts

Auch der Elektrolythaushalt wird über die Niere reguliert. Elektrolyte sind elektrisch geladene Ionen, die für die Aufrechterhaltung von Körperfunktionen lebensnotwendig sind.

Nennen Sie vier Elektrolyte und deren Aufgabe für den Organismus.

16.7 Regulation des Elektrolythaushalts

- **Chlorid:** bildet den osmotischen Druck im Extrazellulärraum.
- **Kalium:** bildet das Aktionspotenzial, bewirkt eine Erregungsübertragung im Nervensystem, unterstützt die Einschleusung von Insulin in die Zelle.
- **Kalzium:** Erregungsübertragung auf den Muskel, unterstützt die Muskelkontraktion, notwendig zum Knochenaufbau.
- **Magnesium:** unterstützt die Muskelkontraktion und Enzymreaktionen.
- **Natrium:** notwendig für den osmotischen Druck im Extrazellulärraum
- **Phosphat:** Bestandteil des ATP und des Puffersystems, Mineralstoff bei der Knochenbildung

16 Niere, Harnwege, Wasser- und Elektrolythaushalt

16.8 Renin-Angiotensin-System 1

Das Renin-Angiotensin-System reguliert den Blutdruck.

In welcher Struktur der Niere wird das Hormon Renin gebildet?

16.8 Renin-Angiotensin-System 1

Renin wird im juxtaglomerulären Apparat in Abhängigkeit der Nierendurchblutung und Natriumkonzentration gebildet. Je geringer die Durchblutung der Niere ist, desto mehr Renin wird produziert. Über das Renin-Angiotensin-System hat das Auswirkungen auf die Blutmenge und die Blutgefäßweite im Körper.

16 Niere, Harnwege, Wasser- und Elektrolythaushalt

16.9 Renin-Angiotensin-System 2

Über das Renin wird Angiotensinogen in das aktive Angiotensin I umgewandelt.

Welcher Stoff bewirkt die Umwandlung von Angiotensin I in Angiotensin II.

16.9 Renin-Angiotensin-System 2

Das Angiotensin-Converting-Enzym wandelt Angiotensin I in Angiotensin II um. Das Angiotensin II ist u. a. gefäßaktiv und bewirkt durch engere Blutgefäße eine Erhöhung des Blutdrucks.

16 Niere, Harnwege, Wasser- und Elektrolythaushalt

16.10 Harnleiter

Der Harnleiter befördert den in der Niere gebildeten Urin zur Harnblase.

Wie ist der Wandaufbau des Harnleiters (Ureter) von innen nach außen?

16.10 Harnleiter

- Innen: Übergangsepithelgewebe, das nur im harnleitenden System vorkommt
- Mitte: glatte Muskulatur, die durch peristaltische Kontraktion den Urin in Richtung Harnblase befördert
- Außen: Bindegewebe als schützender Überzug

Bei einer Verlegung des Harnleiters (z. B. **Nierensteine**) kommt es durch eine starke verkrampfende Kontraktion der glatten Muskulatur zu kolikartigen Beschwerden.

17 Geschlechtsorgane und Sexualität

17.1 Männliche Geschlechtsorgane

Beschriften Sie → Abb. 17.1.

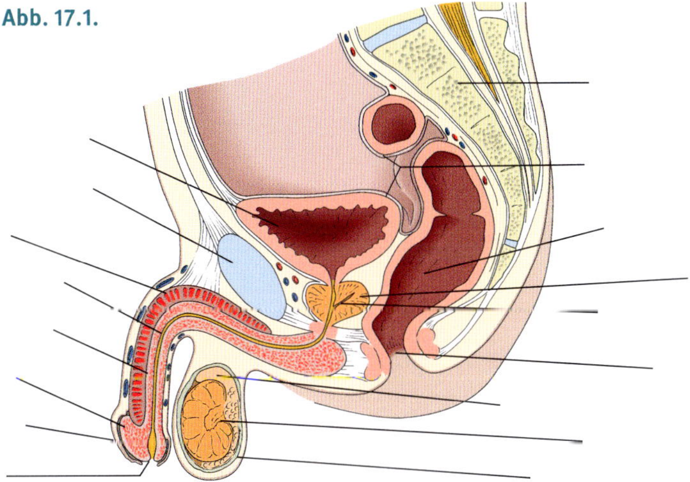

Abb. 17.1 Geschlechtsorgane des Mannes [L190]

17.1 Männliche Geschlechtsorgane (→ Abb. 17.2)

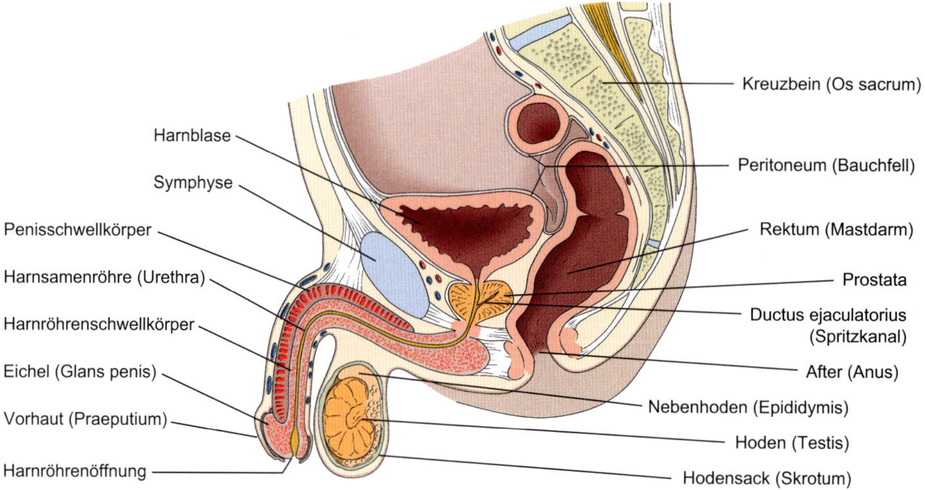

Abb. 17.2 Geschlechtsorgane des Mannes [L190]

17 Geschlechtsorgane und Sexualität

17.2 Weibliche Geschlechtsorgane

Beschriften Sie → Abb. 17.3.

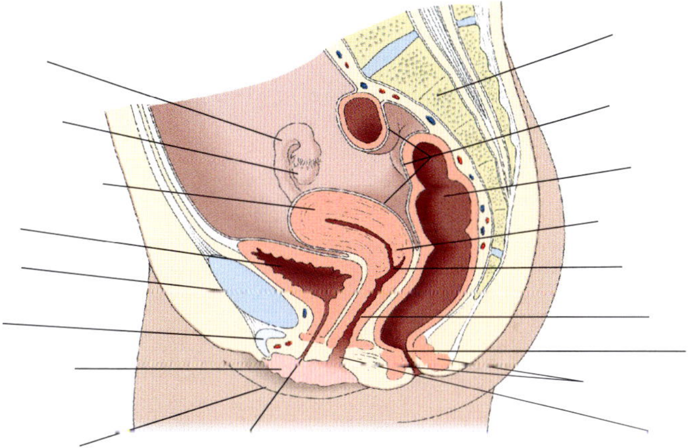

Abb. 17.3 Geschlechtsorgane der Frau [L190]

17.2 Weibliche Geschlechtsorgane (→ Abb. 17.4)

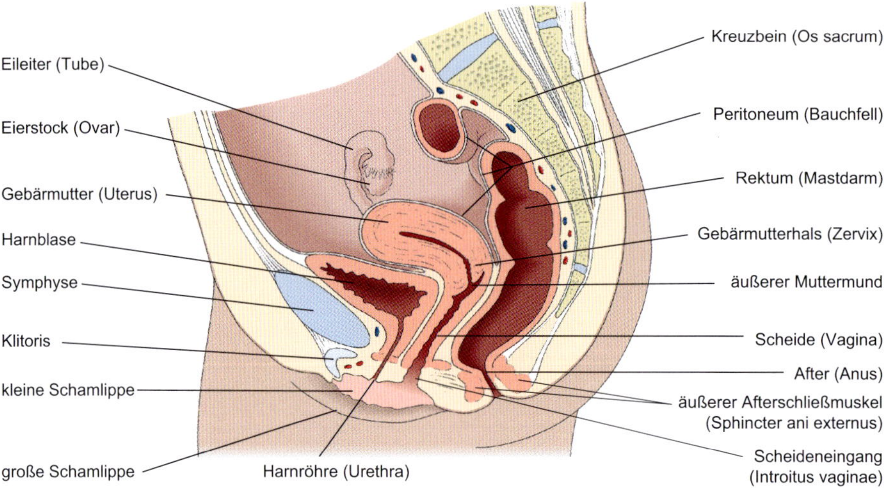

Abb. 17.4 Geschlechtsorgane der Frau [L190]

17 Geschlechtsorgane und Sexualität

17.3 Hoden

Im Hoden werden verschiedene Sekrete gebildet.

Nennen Sie exokrine und endokrine Substanzen.

17.3 Hoden

- **Exokrin** (Abgabe des Sekrets über Ausführungsgänge an äußere Körperoberflächen): Bildung der Samenzellen sowie von Sekreten aus Nebenhoden, Samenbläschen, Prostata und Cowper-Drüse. Dies wird als Sperma bei der Ejakulation abgegeben.
- **Endokrin** (Abgabe von Hormonen ins Blut): Im Hoden produzieren die Leydig-Zwischenzellen das männliche Sexualhormon Testosteron.

17 Geschlechtsorgane und Sexualität

17.4 Vorsteherdrüse

Im Bereich der ableitenden Harnwege liegt beim Mann die Vorsteherdrüse (Prostata).

Beschreiben Sie die Lage und Funktion der Vorsteherdrüse.

17.4 Vorsteherdrüse

Die Vorsteherdrüse ist kastaniengroß, liegt am Blasenboden an und umgibt den Harnröhrenhals. Ihr Sekret macht etwa 15–30 % der Flüssigkeit des Ejakulats aus und ist für die Beweglichkeit und Befruchtungsfähigkeit der Spermien verantwortlich. Die Prostata wächst kontinuierlich und führt durch die Einengung der Harnröhre im Alter sehr oft zu Störungen beim Wasserlassen.

17 Geschlechtsorgane und Sexualität

17.5 Oxytocin

Erklären Sie den Einfluss von Oxytocin auf die Gebärmutter in der Schwangerschaft.

17.5 Oxytocin

Die **Gebärmutter** (Uterus) besteht überwiegend aus glatter Muskulatur, dem Myometrium, das sich in der Geburtsphase kontrahiert und den Geburtsvorgang bewirkt. Die als **Wehen** bezeichneten Kontraktionen werden durch das im **Hypothalamus** gebildeten Hormon **Oxytocin** ausgelöst. In der Klinik kann eine Geburt über die intravenöse Verabreichung von Oxytocin eingeleitet werden. Im Rettungsdienst kann Oxytocin postpartal bei einer atonen Nachblutung lebensrettend sein.

17 Geschlechtsorgane und Sexualität

17.6 Schwangerschaftshormone

Wie heißt das Schwangerschaftshormon, das von der Plazenta gebildet wird und zum Nachweis einer Schwangerschaft bestimmt werden kann?

A FSH
B LH
C Progesteron
D hCG
E Östrogen

17.6 Schwangerschaftshormone

Richtige Antwort: D.

HCG ist **humanes Choriongonadotropin,** kurz hCG oder Beta-hCG. Dieses Hormon wird von der Plazenta in der Frühschwangerschaft produziert und stimuliert das Corpus luteum (Gelbkörper), bis die Plazenta die Bildung der Steroidhormone Progesteron und Östrogen übernimmt. HCG liefert im Blut wichtige Informationen über den Schwangerschaftsverlauf und kann durch den Nachweis im Urin als Schwangerschaftstest genutzt werden.

18 Entwicklung, Schwangerschaft und Geburt

18.1 Schwangerschaft

Ergänzen Sie die fehlenden Begriffe.

Die Schwangerschaft teilt sich in drei nicht ganz gleich lange Abschnitte. Diese Abschnitte werden als erstes bis drittes ______________ bezeichnet. Der erste Abschnitt wird auch als ______________ bezeichnet und geht bis Ende der 12. Woche. Diese Phase ist sehr sensibel, da hier die ______________ stattfindet. Durch die enorme hormonelle Umstellung kommt es häufig zu ______________, Müdigkeit und depressiven Verstimmungen. Der zweite Abschnitt läuft von der 13. bis zur 24. Woche und ist gekennzeichnet durch die typischen äußerlichen Veränderungen. Ab der 25. Woche beginnt die ______________. Diese Phase erleben die meisten Frauen als anstrengend und belastend. Der häufigste Notfall mit Blutung in der Spätschwangerschaft ist die ______________. Sie stellt einen absoluten Notfall für die Frau durch ______________ und für das Kind durch ______________ dar. In diesem Fall muss sofort eine Notsectio durchgeführt werden.

Übelkeit und Erbrechen, Hypoxie, Frühschwangerschaft, Spätschwangerschaft, Verbluten, vorzeitige Plazentalösung, Trimenon, Organogenese

18.1 Schwangerschaft

Die Schwangerschaft teilt sich in drei nicht ganz gleich lange Abschnitte. Diese Abschnitte werden als erstes bis drittes Trimenon bezeichnet. Der erste Abschnitt wird auch als Frühschwangerschaft bezeichnet und geht bis Ende der 12. Woche. Diese Phase ist sehr sensibel, da hier die Organogenese stattfindet. Durch die enorme hormonelle Umstellung kommt es häufig zu Übelkeit und Erbrechen, Müdigkeit und depressiven Verstimmungen. Der zweite Abschnitt läuft von der 13. bis zur 24. Woche und ist gekennzeichnet durch die typischen äußerlichen Veränderungen. Ab der 25. Woche beginnt die Spätschwangerschaft. Diese Phase erleben die meisten Frauen als anstrengend und belastend. Der häufigste Notfall mit Blutung in der Spätschwangerschaft ist die vorzeitige Plazentalösung. Sie stellt einen absoluten Notfall für die Frau durch Verbluten und für das Kind durch Hypoxie dar. In diesem Fall muss sofort eine Notsectio durchgeführt werden.

18 Entwicklung, Schwangerschaft und Geburt

18.2 Schwangerschaft: Physiologie

Nennen Sie zu den folgenden Organsystemen die entsprechenden Veränderungen der Physiologie während einer Schwangerschaft.

- Herz-Kreislauf-System
- Blut
- Gerinnungssystem
- Lungenfunktion
- Schleimhäute
- Magen

18.2 Schwangerschaft: Physiologie

- **Herzkreislaufsystem:** Schlagvolumen und Herzfrequenz sind erhöht, der systemische Widerstand erniedrigt. Erhöhte Blutdruckwerte in der Schwangerschaft sind somit immer pathologisch.
- **Blut:** Das Plasmavolumen nimmt zur besseren Durchblutung der Plazenta zu. Durch die Verdünnung sinkt der Hämoglobinwert leicht ab. Dies ist nicht pathologisch.
- **Gerinnungssystem:** Schwangere haben ein erhöhtes Thromboserisiko.
- **Lungenfunktion:** Durch den wachsenden Bauch wird das Zwerchfell nach kranial gedrückt und reduziert die funktionelle Residualkapazität (FRC). Zudem steigt der Sauerstoffverbrauch. Schwangere haben somit ein höheres Hypoxierisiko.
- **Schleimhäute:** Die Durchblutung der Schleimhäute ist gesteigert, was zu Epistaxis und Intubationsproblemen führen kann.
- **Magen:** Der Verschlussdruck des unteren Ösophagusspinkters ist reduziert und die Magensäureproduktion gesteigert. Schwangere sind bei Narkoseeinleitung somit besonders aspirationsgefährdet.

18 Entwicklung, Schwangerschaft und Geburt

18.3 Geburt

Ab welcher Schwangerschaftswoche (SSW) spricht man von einer termingerechten Geburt?

A Nach der vollendeten 36. SSW
B Vor der vollendeten 37. SSW
C Nach der vollendeten 37. SSW
D Vor der vollendeten 38. SSW
E Nach der vollendeten 42. SSW

18.3 Geburt

Richtige Antwort: C.

Ab ca. der 24. SSW können Frühgeborene sicher überleben. Ab der SSW 34 + 0 ist die Organreife abgeschlossen. Bei einer Geburt vor der vollendeten 37. SSW spricht man von einer Frühgeburt. Findet die Geburt **nach der vollendeten 37. SSW** statt, ist es eine **Termingeburt.** Bei einer Übertragung handelt es sich um eine Geburt nach der vollendeten 42. SSW.

18 Entwicklung, Schwangerschaft und Geburt

18.4 Nabelschnur

Beschriften Sie die Blutgefäße der Nabelschnur und ergänzen Sie die fehlenden Begriffe (→ Abb. 18.1).

Mutter, Kind, sauerstoffarmes, sauerstoffreiches

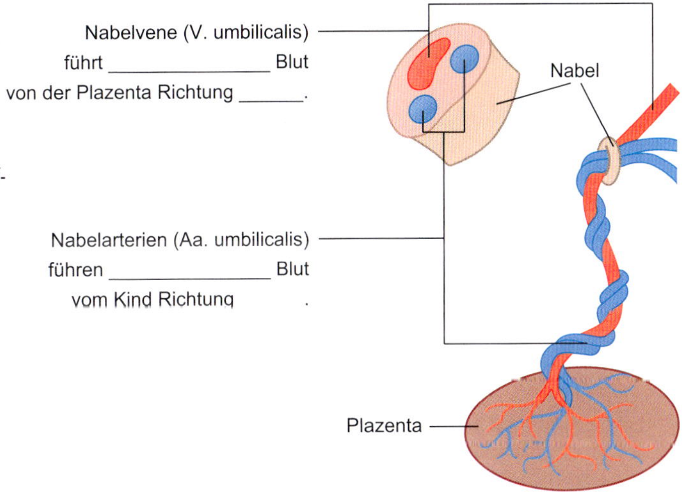

Abb. 18.1 Funktionelle Anatomie der Nabelschnur [L231]

18.4 Nabelschnur (→ Abb. 18.2)

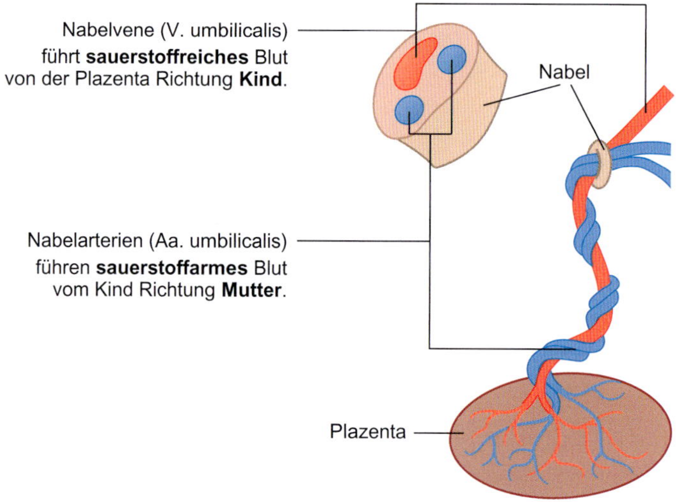

Abb. 18.2 Funktionelle Anatomie der Nabelschnur [L231]

18 Entwicklung, Schwangerschaft und Geburt

18.5 Neugeborenes: Messung der Sauerstoffsättigung

Erklären Sie, an welcher Stelle bei einem Neugeborenen die Sauerstoffsättigung gemessen wird und begründen Sie Ihr Vorgehen.

18.5 Neugeborenes: Messung der Sauerstoffsättigung

Die Messung der Sauerstoffsättigung bei Neugeborenen erfolgt mit einem speziellen selbstklebenden pädiatrischen Pulsoxymeter. Diese werden grundsätzlich an der **rechten Hand** des Kindes, also **präduktal,** angebracht. Nur dies ermöglicht die Messung einer reellen Sauerstoffsättigung von oxygeniertem Blut aus der Lungenarterie. Der **Ductus arteriosus Botalli** bleibt in den ersten Lebensstunden des Kindes offen und verschließt sich erst innerhalb der nächsten zwei Lebenstage. Der Aorta wird durch diese Kurzschlussverbindung sauerstoffarmes Blut zugeführt. Hinter dem Ductus arteriosus Botalli fördert die Aorta also nur Mischblut.

18 Entwicklung, Schwangerschaft und Geburt

18.6 Neugeborenes: Beatmung

Mit welcher inspiratorischen Sauerstoffkonzentration und mit welchem Atemzugvolumen wird ein Neugeborenes beatmet?

18.6 Neugeborenes: Beatmung

Ein Neugeborenes wird initial mit **Raumluft (F_iO_2 21 %)** beatmet, um eine zerebrale Schädigung durch oxidativen Stress zu vermeiden. Erst im Verlauf kann bei inakzeptablen Sauerstoffsättigungen die F_iO_2 leicht erhöht werden.
Auch bei einem Neugeborenen gilt die Formel 6–8 ml/kg zur Errechnung des Atemzugvolumens. Damit ergibt sich ein Volumen von etwa **21–28 ml.**

19 Kinder und ältere Menschen

19.1 Altersabschnitte des Kindes

Nennen Sie die Altersabschnitte für:

- Neugeborenes
- Säugling
- Kleinkind
- Schulkind

19.1 Altersabschnitte des Kindes

Bis zum 28. Lebenstag handelt es sich um ein **Neugeborenes,** anschließen sprechen wir bis zum vollendeten 1. Lebensjahr von einem **Säugling** und bis zum vollendeten 6. Lebensjahr von einem **Kleinkind.** Ab dem 7. Lebensjahr wird das Kind als **Schulkind** bezeichnet.
In diesen Altersabschnitten finden wichtige körperliche und auch biografische **Lebensabschnitte** statt. Mit Beginn des Kleinkindalters kann das Kind stehen und laufen. Während des Kleinkindalters gehen die Kinder häufig in einen Kindergarten o. Ä. und lerne hier, sich mit anderen Kindern, die nicht von den Eltern ausgewählt werden, auseinanderzusetzen. Mit dem Eintritt in die Schule beginnt für das Kind eine Integration in die Leistungsgesellschaft.

19 Kinder und ältere Menschen

19.2 APGAR-Schema

Nach der Geburt wird das Neugeborene nach dem APGAR-Schema beurteilt.

Benennen Sie die einzelnen Buchstaben mit deren Beurteilungsmerkmalen.

A =
P =
G =
A =
R =

19.2 APGAR-Schema

Die Buchstaben stehen für:

A = Aussehen (Hautfarbe)
P = Puls
G = Grundtonus
A = Atmung (Aktivität)
R = Reflexe

19 Kinder und ältere Menschen

19.3 APGAR-Schema: Auswertung

Welche Kriterien müssen erfüllt sein, damit nachfolgende Punkte vergeben werden?

A = Aussehen (Hautfarbe)	2	
P = Puls	1	
G = Grundtonus	2	
A = Atmung (Aktivität)	1	
R = Reflexe	2	

19.3 APGAR-Schema: Auswertung

Für die aufgeführten Punkte müssen folgende Kriterien erfüllt sein:

A = Aussehen (Hautfarbe)	2	Generalisiert rosige Hautfarbe
P = Puls	1	HF < 100/Min.
G = Grundtonus	2	Aktive Bewegungen
A = Atmung (Aktivität)	1	Unregelmäßig, langsam
R = Reflexe	2	Schreit, hustet, niest

Das **APGAR-Schema** wird direkt unmittelbar, nach 5 und nach 10 Min. nach der Geburt erhoben. Werden **weniger als 7 Punkte** erreicht, sollte das **Neugeborene** gut beobachtet und ggf. sollten weitere Versorgungsmaßnahmen durchgeführt werden. In der ersten Beurteilung erhalten die Neugeborenen häufig nicht die volle Punktzahl, aussagekräftiger sind die zweite und dritte Beurteilung.

19 Kinder und ältere Menschen

19.4 Geburtsgewicht

Wie hoch ist das durchschnittliche Geburtsgewicht und warum ist es wichtig, dieses zu kennen?

19.4 Geburtsgewicht

Das durchschnittliche **Geburtsgewicht** beträgt zwischen ca. 2.000 g und 4.200 g und wird als **normalgewichtig** bezeichnet. Es ist ein wichtiges Maß für die Reife des Neugeborenen.
Unter- oder übergewichtige Kinder haben häufig ein höheres Komplikationsrisiko.
Über das Gewicht kann das Blutvolumen des Neugeborenen abgeschätzt werden, das ca. 80 ml/kg KG beträgt. Bereits ein geringer Blutverlust kann zu Problemen führen, ebenso muss bei der Gabe einer Infusion sehr genau auf das **Infusionsvolumen** geachtet werden.

19 Kinder und ältere Menschen

19.5 Plötzlicher Kindstod

Wofür steht die beim plötzlichen Kindstod benutzte Abkürzung „SIDS" und welche Risikofaktoren sind heute bekannt?

19.5 Plötzlicher Kindstod

Die Abkürzung „SIDS“ steht für **Sudden Infant Death Syndrome** und bedeutet „plötzlicher Kindstod bei Säuglingen“. Die genaue Ursache ist nach wie vor ungeklärt, es scheint aber gewisse **Risikofaktoren** zu geben:

- Bauchlage: Durch Vermeiden der Bauchlage beim schlafenden Säugling kann das Risiko des SIDS erheblich gesenkt werden.
- Rauchen
- Alkohol und andere Drogen
- Überwärmung des Kindes während des Schlafs durch ein zu warmes Zimmer oder zu dicke Decken
- SIDS bei Geschwisterkindern

19 Kinder und ältere Menschen

19.6 Kindesmisshandlung

Bei der Versorgung eines Kindes haben Sie den Verdacht, dass eine Kindesmisshandlung vorliegen könnte.

Wie ist Ihr Vorgehen in diesem Fall? Welche Grundsätze sollen Sie beachten?

19.6 Kindesmisshandlung

In den meisten Fällen ist es nicht sinnvoll, die Eltern vor Ort mit dem Verdacht der **Kindemisshandlung** zu konfrontieren. Dies ist bei der Versorgung des Kindes nicht hilfreich und kann zu einer Blockadehaltung der Eltern führen. Auch ist es für den unerfahrenen Helfer möglicherweise schwierig, zu erkennen, ob es sich tatsächlich um Kindesmisshandlung handelt oder das Kind einfach wagemutig spielt. Deswegen sollten die Hinweise an andere Stellen weitergeleitet werden, z. B. bei der **Übergabe in der Klinik.**

19 Kinder und ältere Menschen

19.7 Sturz im Alter

Stürze gehören im Alter zu häufig vorkommenden Ereignissen. Dabei werden die Ursachen für einen Sturz in zwei große Obergruppen aufgeteilt.

Wie heißen diese beiden Ursachengruppen für Stürze im Alter? Nennen Sie jeweils zwei Ursachen als Beispiel.

19.7 Sturz im Alter

Stürze im Alter werden in intrinsische und extrinsische Ursachen eingeteilt. Die **intrinsischen** sind in der Person des bzw. der Betroffenen verortet, z. B. Nachlassen der Sehkraft, Gangschwäche, Muskelatrophie und Schwindel. **Extrinsische Ursachen** ergeben sich aus dem Umfeld, z. B. glatter Untergrund, Stolperfallen, falsches Schuhwerk.
Stürze im Alter sind relativ häufig die Einsatzindikation im Rettungsdienst, selten finden wir jedoch durch den Sturz vital bedrohte Patienten und Patientinnen vor.

19 Kinder und ältere Menschen

19.8 Biografisches und biologisches Alter

Erklären Sie den Unterschied zwischen dem biografischen und dem biologischen Alter.

19.8 Biografisches und biologisches Alter

Das **biografische Alter** ist das tatsächliche numerische Alter ab der Geburt und eine kalendarische Größe. Das **biologische Alter** beschreibt den gesundheitlichen Zustand des Menschen. Das biografische und das biologische Alter korrelieren nicht zwingend miteinander, sondern sind individuell sehr unterschiedlich. Menschen mit einem hohen biologischen Alter haben nicht unbedingt auch ein hohes biografisches Alter und umgekehrt.

19 Kinder und ältere Menschen

19.9 Demenz

Viele pflegebedürftige ältere Menschen leiden an einer chronischen Verwirrtheit und Demenz. Dies äußert sich in Gedächtnis- und Denkstörungen.

Nennen Sie die zwei Hauptformen der Demenz und erklären Sie diese.

19.9 Demenz

Eine häufigste Form der Demenz ist die **Alzheimer-Demenz,** deren Ursache bis heute nicht schlüssig geklärt ist. Auffällig ist die degenerative Veränderung des Gehirns. Dieses wird im Lauf der Erkrankung kleiner (atrophiert) und es bilden sich Eiweißablagerungen.
Die **vaskuläre Demenz** beschreibt als Ursache die Veränderung von Hirngefäßen durch Arteriosklerose und die damit verbundene Minderperfusion des Gehirns.

20 Strukturierte Patientenuntersuchung im Rettungsdienst

20.1 IAPP-Schema

Das Abdomen wird grundsätzlich nach dem IAPP-Schema durchgeführt.

Erklären Sie das IAPP-Schema.

20.1 IAPP-Schema

Die Buchstaben stehen für:

- **I** = **Inspektion** – Narben, Ausstülpungen, eingefallen, oberflächliche Venen, Pulsation etc.?
- **A** = **Auskultation** – Darmgeräusche in allen vier Quadranten. Wie ist die Qualität?
- **P** = **Palpation** – Abwehrspannung, Druckschmerz, Pulsation?
- **P** = **Perkussion** – z. B. Luftfüllung (→ Abb. 20.1)? Insgesamt ist die Perkussion für den unerfahrenen Untersucher schwierig zu erheben und zu beurteilen.

In der überwiegenden Literatur wird die Untersuchung als IPAP(F) aufgeführt. Bei der Untersuchung des Abdomens ist es jedoch wichtig, dass die Auskultation vor Palpation und Perkussion erfolgt, ansonsten kann das Untersuchungsergebnis der Auskultation verfälscht sein. Deswegen hier als IAPP aufgeführt.

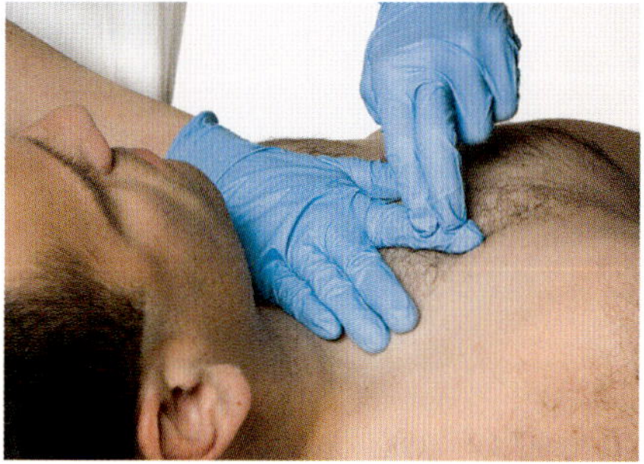

Abb. 20.1 Technik der Perkussion [J747]

20 Strukturierte Patientenuntersuchung im Rettungsdienst

20.2 xABCDE-Schema

Ordnen Sie die aufgeführten Untersuchungstechniken und -befunde sowie Maßnahmen den einzelnen Buchstaben zu (→ Tab. 20.1).

X	
A	
B	
C	
D	
E	

Tab. 20.1 xABCDE-Schema

Blutzucker 118 mg/dl, Radialispuls schwach tastbar, Sauerstoffgabe, HWS-Immobilisation, Temperatur 36,6 °C, GCS 5, Esmarch-Handgriff, Rekap.-Zeit 3 s, Tourniquet-Anlage, Wärmeerhalt, Hautemphysem, Stridor, i.v.-Zugang, Entkleiden, Pulsoxymetrie, Pupillenreflex

20.2 xABCDE-Schema (→ Tab. 20.2)

X	Tourniquet-Anlage
A	HWS-Immobilisation, Esmarch-Handgriff, Stridor
B	Sauerstoffgabe, Hautemphysem, Pulsoxymetrie
C	Radialispuls schwach tastbar, Rekap.-Zeit 3 s, i.v.-Zugang
D	Blutzucker 118 mg/dl, GCS 5, Pupillenreflex
E	Temperatur 36,6 °C, Entkleiden, Wärmeerhalt

Tab. 20.2 xABCDE-Schema

20 Strukturierte Patientenuntersuchung im Rettungsdienst

20.3 Atemgeräusche

Ergänzen Sie die fehlenden Begriffe.

Ein Normalbefund bei der Auskultation wird als __________ Atemgeräusch bezeichnet. Ein einseitig __________ oder __________ Atemgeräusch kann auf einen Pneumothorax hinweisen. Treten zusätzlich __________ und eine __________ auf, muss an einen Spannungspneumothorax gedacht werden. __________ Rasselgeräusche hört man bei einem __________ Lungenödem, __________ und ein __________ Exspirium sind Zeichen einer obstruktiven Atemwegserkrankung.

Giemen, feuchte, vesikuläres, abgeschwächtes, verlängertes, Hypotonie, gestaute Halsvenen, alveolären, fehlendes

20.3 Atemgeräusche

Ein Normalbefund bei der Auskultation wird als vesikuläres Atemgeräusch bezeichnet. Ein einseitig abgeschwächtes oder fehlendes Atemgeräusch kann auf einen Pneumothorax hinweisen. Treten zusätzlich gestaute Halsvenen und eine Hypotonie auf, muss an einen Spannungspneumothorax gedacht werden. Feuchte Rasselgeräusche hört man bei einem alveolären Lungenödem, Giemen und ein verlängertes Exspirium sind Zeichen einer obstruktiven Atemwegserkrankung.

20 Strukturierte Patientenuntersuchung im Rettungsdienst

20.4 Pathologische Atmung

Eine Verlegung der oberen Atemwege macht sich in einer gegensätzlichen Atembewegung bemerkbar. Bei der Einatmung senkt sich der Thorax und der Bauch wölbt sich nach oben. Bei der Ausatmung dehnt sich der Thorax aus und der Bauch sinkt ein.

Wie lautet der Fachbegriff für diese pathologische Atmung?

A Inverse Atmung
B Agonale Atmung
C Paradoxe Atmung
D Schnappatmung
E Cheyne-Stokes-Atmung

20.4 Pathologische Atmung

Richtige Antwort: A.

Aufgrund der gegensätzlichen schaukelnden Atembewegung wird dies als **inverse Atmung = Schaukelatmung** bezeichnet. In dieser Situation muss als erste Maßnahme zwingend der Atemweg geöffnet werden. Eine **Schnappatmung** oder auch **agonale Atmung** tritt infolge eines Herzkreislaufstillstands ein und ist charakterisiert durch ein schnappendes Atemmuster mit langen Pausen. Bewegen sich beide Thoraxhälften gegensätzlich zueinander, spricht man von einer **paradoxen Atmung.** Diese entsteht bei einem instabilen Thorax infolge einer Rippenserienfraktur. Die **Cheyne-Stokes-Atmung** tritt im Rahmen eines Komas mit Störung des Atemzentrums auf und zeichnet sich durch eine sich regelmäßig wechselnde Atemtiefe aus.

20 Strukturierte Patientenuntersuchung im Rettungsdienst

20.5 Beurteilung des Pulses

Bei der Beurteilung des Pulses werden drei Parameter beurteilt.

Welche sind das?

20.5 Beurteilung des Pulses

Bei der Beurteilung des Pulses werden folgende Parameter beurteilt:

- **Frequenz:** Normfrequent, tachykard, bradykard?
- **Rhythmus:** Rhythmisch oder arhythmisch?
- **Qualität:** Gut oder schwach peripher/zentral tastbar, fadenförmig?

20 Strukturierte Patientenuntersuchung im Rettungsdienst

20.6 Blutdruckamplitude

Bei der Messung des Blutdrucks ist es wichtig, auch den diastolischen Wert zu ermitteln. Nur dann kann die Blutdruckamplitude bestimmt werden.

Wie ist der Normalwert der Blutdruckamplitude und worauf kann sie Hinweise geben?

20.6 Blutdruckamplitude

Die **Blutdruckamplitude** ist die Differenz des systolischen und diastolischen Blutdrucks. der Normalwert beträgt ca. 40 mmHg.
Bei bestimmten Notfallbildern gibt eine Abweichung Hinweise auf Schwere oder Ursache.
Im Verlauf eines **Volumenmangelschocks** erniedrigt sich die Blutdruckamplitude, bei einer **Arteriosklerose** erhöht sie sich.

20 Strukturierte Patientenuntersuchung im Rettungsdienst

20.7 Rekap.-Zeit

Zur Beurteilung der peripheren Durchblutung kann die Rekap.-Zeit Hinweise geben.

Wie wird diese ermittelt und worauf weist eine Veränderung hin?

20.7 Rekap.-Zeit

Nach kurzem Druck auf das Nagelbett wird ermittelt, wie lange es dauert, bis die Wiedereinfärbung erfolgt ist **(Rekap.-Zeit).** Dauert es länger als ca. 2 Sek., weist dies auf eine **Durchblutungsstörung** der Extremität bzw. eine reduzierte **Kreislaufsituation** hin.

20 Strukturierte Patientenuntersuchung im Rettungsdienst

20.8 Glasgow Coma Scale

Vervollständigen Sie → Tab. 20.3 zur Glasgow Coma Scale (GCS).

	Augen öffnen		Beste verbale Reaktion		Beste motorische Reaktion
				6	
		5		5	
4		4		4	
3		3		3	
2		2		2	
1		1		1	

Tab. 20.3 Glasgow Coma Scale

20.8 Glasgow Coma Scale (→ Tab. 20.4)

	Augen öffnen		Beste verbale Reaktion		Beste motorische Reaktion
				6	Auf Aufforderung
		5	Orientiert	**5**	Gezielt
4	Spontan	**4**	Desorientiert	**4**	Beugeabwehr
3	Auf Aufforde-rung	**3**	Inadäquate Äußerung	**3**	Abnorme Abwehr
2	Auf Schmerzreiz	**2**	Unverständliche Laute	**2**	Strecksynergismen
1	Kein	**1**	Keine	**1**	Keine

Tab. 20.4 Glasgow Coma Sclae

20 Strukturierte Patientenuntersuchung im Rettungsdienst

20.9 Appendizitis-Zeichen

Bei Verdacht auf Appendizitis kann über die Palpation der Befund erhärtet werden.

Beschreiben Sie typische Zeichen der Palpation bei Appendizitis.

20.9 Appendizitis-Zeichen

Bei einer Entzündung des Wurmfortsatzes treten bei der Palpation Druckschmerzen über dem **McBurney-** und dem **Lanz-Punkt** auf. Weiterhin tritt ein kontralateraler **Loslassschmerz (Blumberg-Zeichen)** auf (→ Abb. 20.2). Darüber hinaus sollte das **Rovsing-Zeichen** geprüft werden. Dazu wird im rechten Unterbauch in Höhe des Kolon eine Ausstreichbewegung in Richtung Zäkum → Appendix durchgeführt, die dann schmerzbehaftet ist.

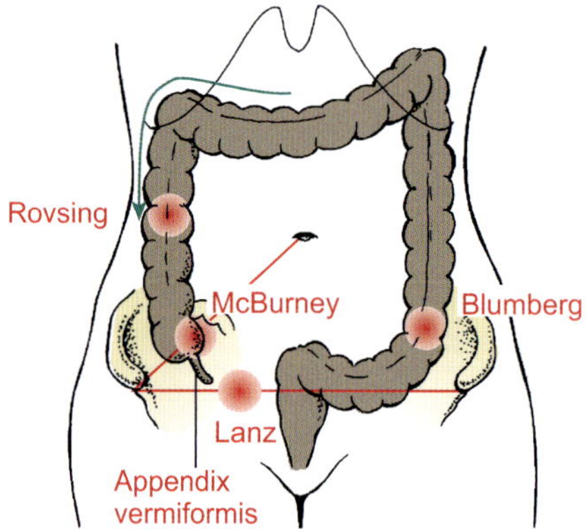

Abb. 20.2 Schmerzpunkte und schmerzauslösende Manöver bei der Appendizitis [L157]

20 Strukturierte Patientenuntersuchung im Rettungsdienst

20.10 Abdomen: Abwehrspannung

Bei der Palpation des Abdomens tasten Sie eine Abwehrspannung.

Worauf weist diese hin?

20.10 Abdomen: Abwehrspannung

Eine **Abwehrspannung** des Abdomens weist grundsätzlich auf eine Reizung des **Peritoneums** hin. Diese Reizung kann auch durch eine Einblutung ausgelöst werden, deswegen sollte bei einer vorhandenen Abwehrspannung immer sorgfältig der Kreislauf beobachtet werden. → Abb. 20.3.

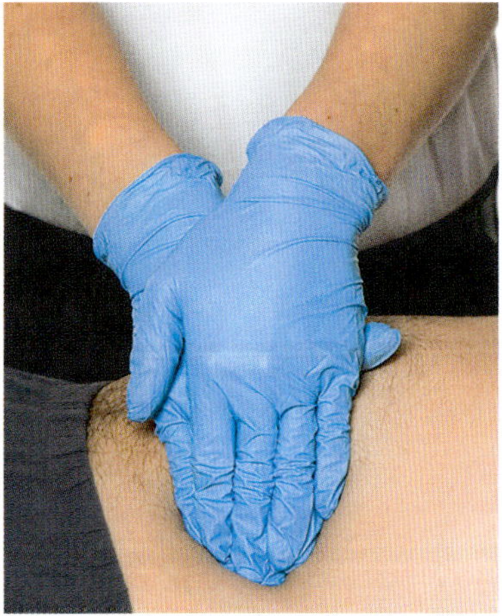

Abb. 20.3 Palpation des Abdomens [J747]

20 Strukturierte Patientenuntersuchung im Rettungsdienst

20.11 BEFAST

Erklären Sie, was sich hinter dem Akronym BEFAST verbirgt.

Nennen Sie zu jedem Buchstaben die Untersuchungsmethode.

20.11 BEFAST

BEFAST ist eine strukturierte Untersuchungsmethode bei Schlaganfallverdacht:

- **B = Balance:** Prüfung einer Stand- und Gangunsicherheit. Analog zum Armvorhalteversuch fordert man den Patienten oder die Patientin auf, im Liegen **beide Beine anzuheben** und parallel zu halten.
- **E = Eyes:** Prüfung einer Beeinträchtigung des Sehens. Inspektion, ob eine **Anisokorie** und/oder ein **Herdblick** vorliegt.
- **F = Face:** Prüfung der Gesichtsmuskulatur auf eine zentrale, faziale Parese mit Stirnrunzeln, Zähne zeigen und Backen aufpusten. Zu erkennen an einer **einseitigen Mundastschwäche.**
- **A = Arms:** Prüfung der Motorik der oberen Extremität. Der Kreuzgriff dient der Überprüfung der groben Kraft, der **Armvorhalteversuch** ist sensitiver und deckt leichte Paresen auf.
- **S = Speech:** Prüfung einer **Sprechstörung (Dysarthrie)** durch Nachsprechen eines Zungenbrechers. Antwortet der Patient oder die Patientin auf jede Frage nur mit einem Wort (z. B. „Ja"), liegt eine Störung der **Sprachproduktion (motorische Aphasie)** vor. Kann eine komplexe Aufforderung nicht befolgt werden, liegt eine Störung des **Sprachverständnisses (sensorische Aphasie)** vor.
- **T = Time:** Erfragen, seit wann die **Symptome** bestehen und den Patienten oder die Patientin schnellstmöglich einer Stoke Unit zuweisen.

20 Strukturierte Patientenuntersuchung im Rettungsdienst

20.12 SAMPLER

Erklären Sie, was sich hinter dem Akronym SAMPLER verbirgt (→ Tab. 20.5).

S	
A	
M	
P	
E	
L	
R	

Tab. 20.5 SAMPLER

20.12 SAMPLER (→ Tab. 20.6)

S	**S**igns and **S**ymptoms (Befunde und Symptome)
A	**A**llergies (Allergien)
M	**M**edication (Medikamente)
P	**P**ast Medical History (Patientenvorgeschichte)
L	**L**ast Meal (letzte Mahlzeit)
E	**E**vents (Ereignisse direkt vor dem Notfall)
R	**R**isc Factors (Risikofaktoren)

Tab. 20.6 SAMPLER

20 Strukturierte Patientenuntersuchung im Rettungsdienst

20.13 OPQRST

Ordnen Sie die aufgeführten Befunde der Anamnese und körperlichen Untersuchung dem OPQRST-Schema zu (→ Tab. 20.7).

O	
P	
Q	
R	
S	
T	

Tab. 20.7 OPQRST

Seit heute Abend ca. 20 Uhr begannen die Beschwerden. Aus der Ruhe heraus beim Fernsehgucken verspürte ich ein dauerhaftes, atemunabhängiges Druckgefühl in der linken Brust, mit Ausstrahlung in den Kiefer und den linken Arm, mit einer Schmerzstärke von 8 auf der NRS. Der Schmerz ist bewegungsunabhängig und durch Druck von außen nicht beeinflussbar.

20.13 OPQRST (→ Tab. 20.8)

O	Aus der Ruhe heraus beim Fernsehgucken
P	Schmerz ist bewegungsunabhängig und durch Druck von außen nicht beeinflussbar
Q	dauerhaftes, atemunabhängiges Druckgefühl
R	in der linken Brust mit Ausstrahlung in den Kiefer und den linken Arm
S	Schmerzstärke NRS 8
T	Seit heute Abend ca. 20 Uhr

Tab. 20.8 OPQRST

20 Strukturierte Patientenuntersuchung im Rettungsdienst

20.14 4 Hs und HITS

Nennen Sie die reversiblen Ursachen eines Herzkreislaufstillstands mit der entsprechenden Therapieoption.

20.14 4 Hs und HITS

4 Hs

- **Hypoxie** → 100% Sauerstoff, Atemwegsmanagement
- **Hypovolämie** → Blutstillung, Beckenschlinge, Tourniquet
- **Hyperkaliämie/metabolische Störungen** → z.B. Kalzium
- **Hypothermie** → Wärmemanagement

HITS

- **Herzbeuteltamponade** → Entlastungspunktion
- **Intoxikation** → **Antidot**
- **Thrombembolie** → **Herzkatheter, Lyse**
- **Spannungspneumothorax** → **Entlastungspunktion**

20 Strukturierte Patientenuntersuchung im Rettungsdienst

20.15 DOPES-Schema

Was versteht man unter dem DOPES-Schema?

Benennen Sie jeden Buchstaben und geben Sie ein Beispiel dazu.

20.15 DOPES-Schema

Zur Fehlersuche bei einem invasiv beatmeten Patienten oder Patientin kann das DOPES-Schema zur Anwendung kommen.

- **Dislokation des Tubus:** Endotrachealtubus abgeknickt oder aus der Trachea gerutscht oder Diskonnektion von Beatmungsschlauch zum Tubus?
- **Obstruktion des Tubus:** Verlegung des Lumens durch Sekrete, Schleim oder Blut?
- **Pulmonale Störungen:** Pneumothorax, Bronchospastik, Lungenödem?
- **Equipmentversagen:** Technische Störung, Sauerstoffflasche leer?
- **Stomach (Magen):** Ein mit Luft gefüllter Magen nach forcierter Maske-Beutel-Beatmung?